肉食营养配膳，家庭实用食谱。！！！

Tu Jie Zhe Yang Chi Rou Zui Ying Yang

图解 这样吃肉最营养

唐永红◎编著

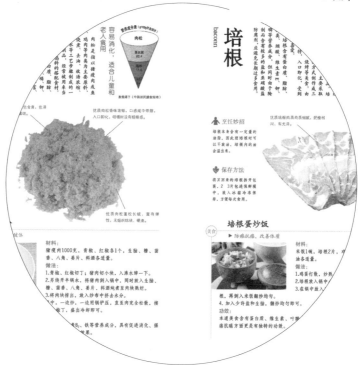

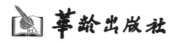

华龄出版社

责任编辑：林欣雨

封面设计：张　楠

责任印制：李未圻

图书在版编目（CIP）数据

图解这样吃肉最营养 / 唐永红编著. — 北京：华

龄出版社, 2014.1

ISBN 978-7-5169-0411-4

Ⅰ.①图… Ⅱ.①唐… Ⅲ.①肉类－食品营养－图解

Ⅳ.①R151.3-64

中国版本图书馆CIP数据核字(2013)第309197号

书　　名：	图解这样吃肉最营养	
作　　者：	唐永红 编著	
出版发行：	华龄出版社	
印　　刷：	北京市通州富达印刷厂	
版　　次：	2014 年 1 月第 1 版　2014 年 1 月第 1 次印刷	
开　　本：	787×1092　1/16　印 张：13	
字　　数：	200千字	
定　　价：	38.00元	

地　　址：	北京市西城区鼓楼西大街 41 号	邮编：	100009
电　　话：	84044445（发行部）	传真：	84039173

吃肉要健康
做肉要营养

　　我国的饮食文化历史悠久，在世界范围内享相当高的的美誉，肉类食品当然是其重要的组成部分。除非有特殊的饮食习惯和宗教信仰，肉类在餐桌上必是不可缺少的美味佳肴。虽然现在很多养生专家提倡多食五谷和水果，可在中国居民平衡膳食宝塔中肉类食品占有不可替代的重要地位。

　　本书介绍的肉类包括猪肉类、牛肉类、羊肉类、鸡肉类、鸭肉类以及驴肉等其他肉类。肉类中富含蛋白质、脂肪、维生素A、维生素B_1、维生素B_2、维生素B_6、维生素D、维生素E、铁、锌、钾、磷、镁等营养素，这些营养素可以维持人体日常活动的代谢需要。

　　蛋白质：肉类中的蛋白质含量高达10%～20%，是肉类中较高的营养价值所在。肉类来源于动物肌肉组织，与人体的肌肉组织很相似，因此所含的蛋白质易被人体消化吸收。此外，因其富含谷物和豆类缺少的赖氨酸和蛋氨酸，可以与主食起到很好的营养互补作用。含蛋白质较多的肉类包括鸡肉、猪肉、牛肉、羊肉等。

　　脂肪：肉类中的脂肪以饱和脂肪酸为主，含量约占40%～60%，肉类之所以味道鲜美正是因为脂肪含量较高。饱和脂肪酸可以为人体提供热量，具有驱寒保暖的功效。但摄入饱和脂肪酸过量可引起血清胆固醇升高，诱发动脉硬化、高脂血症、高血压等心脑血管疾病，因此，世界卫生组织建议成人每日膳食中饱和脂肪酸提供的热量不可高于膳食总热量的10%。脂肪不可多食，同样不可不食，并非所有的肉类都含有较高含量的脂肪，瘦

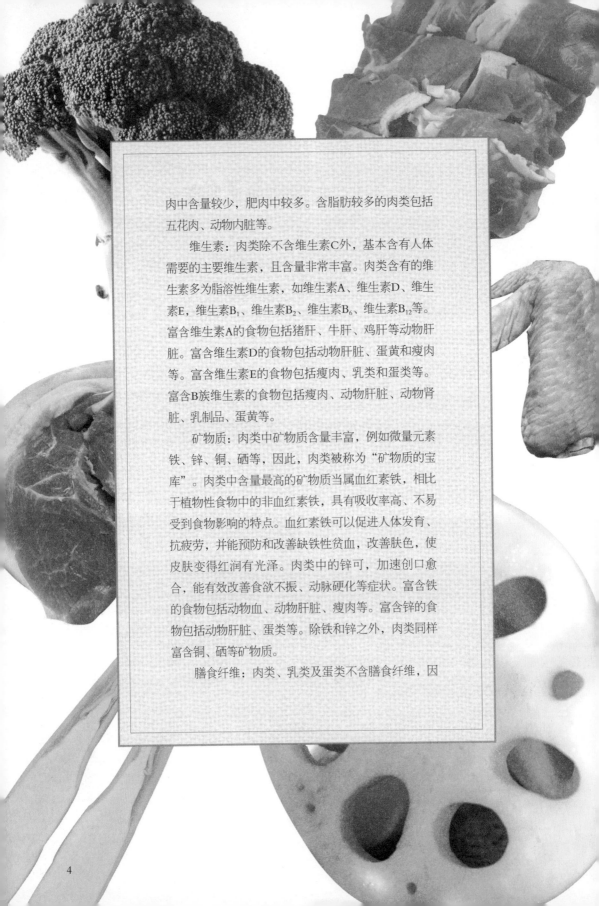

肉中含量较少，肥肉中较多。含脂肪较多的肉类包括五花肉、动物内脏等。

维生素：肉类除不含维生素C外，基本含有人体需要的主要维生素，且含量非常丰富。肉类含有的维生素多为脂溶性维生素，如维生素A、维生素D、维生素E，维生素B_1、维生素B_2、维生素B_6、维生素B_{12}等。富含维生素A的食物包括猪肝、牛肝、鸡肝等动物肝脏。富含维生素D的食物包括动物肝脏、蛋黄和瘦肉等。富含维生素E的食物包括瘦肉、乳类和蛋类等。富含B族维生素的食物包括瘦肉、动物肝脏、动物肾脏、乳制品、蛋黄等。

矿物质：肉类中矿物质含量丰富，例如微量元素铁、锌、铜、硒等，因此，肉类被称为"矿物质的宝库"。肉类中含量最高的矿物质当属血红素铁，相比于植物性食物中的非血红素铁，具有吸收率高、不易受到食物影响的特点。血红素铁可以促进人体发育、抗疲劳，并能预防和改善缺铁性贫血，改善肤色，使皮肤变得红润有光泽。肉类中的锌可，加速创口愈合，能有效改善食欲不振、动脉硬化等症状。富含铁的食物包括动物血、动物肝脏、瘦肉等。富含锌的食物包括动物肝脏、蛋类等。除铁和锌之外，肉类同样富含铜、硒等矿物质。

膳食纤维：肉类、乳类及蛋类不含膳食纤维，因

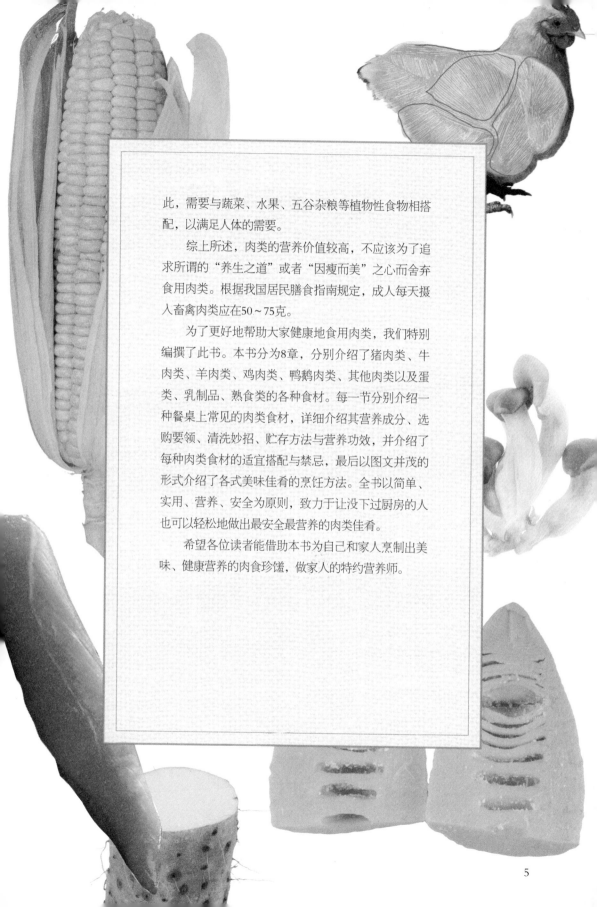

此，需要与蔬菜、水果、五谷杂粮等植物性食物相搭配，以满足人体的需要。

综上所述，肉类的营养价值较高，不应该为了追求所谓的"养生之道"或者"因瘦而美"之心而舍弃食用肉类。根据我国居民膳食指南规定，成人每天摄入畜禽肉类应在50～75克。

为了更好地帮助大家健康地食用肉类，我们特别编撰了此书。本书分为8章，分别介绍了猪肉类、牛肉类、羊肉类、鸡肉类、鸭鹅肉类、其他肉类以及蛋类、乳制品、熟食类的各种食材。每一节分别介绍一种餐桌上常见的肉类食材，详细介绍其营养成分、选购要领、清洗妙招、贮存方法与营养功效，并介绍了每种肉类食材的适宜搭配与禁忌，最后以图文并茂的形式介绍了各式美味佳肴的烹饪方法。全书以简单、实用、营养、安全为原则，致力于让没下过厨房的人也可以轻松地做出最安全最营养的肉类佳肴。

希望各位读者能借助本书为自己和家人烹制出美味、健康营养的肉食珍馐，做家人的特约营养师。

食材全攻略

总述肉类食材的特点，对其营养功效进行全面解读。

营养成分表

介绍食材的水分、蛋白质和脂肪含量。

肉类名称

对肉类的常见名称进行定位，便于您对肉类进行了解。

饮食禁忌及烹饪技巧

介绍肉类的饮食禁忌、保存方法、清洗方法及烹饪妙招。

选购方法

介绍每种食材的选购方法，让您与新鲜食材零距离接触。

膳食指南

中国营养协会推荐的膳食指南，让您吃出营养和健康。

针对症状

将每种食材可以改善的症状一一列出。

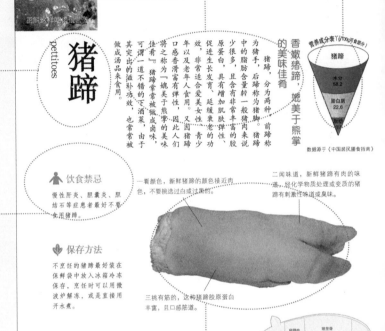

图解长寿中国中的

pettitoes

猪蹄

香嫩猪蹄，媲美于熊掌的美味佳肴

猪蹄，后腿称为猪脚，前蹄称为猪手，分为两种。前蹄称一般猪肉来说中的脂肪含量相较一般猪肉来说少很多，且含有非常丰富的胶原蛋白，具有增加肌肤弹性、促进生长发育、延缓衰老的功效，非常适合爱美女性青少年以及老年人食用。又因猪蹄口感香滑富有弹性，因此人们将之称为「媲美于熊掌的美味佳肴」。猪蹄常常被做成卤味，可谓一道不错的下酒菜，由于其突出的滋补功效，也常常被做成汤品来食用。

营养成分表（g/100可食部分）

猪蹄

水分 58.2

蛋白质 22.6

脂肪

数据源于《中国居民膳食指南》

饮食禁忌

慢性肝炎、胆囊炎、胆结石等症患者最好不要食用猪蹄。

保存方法

不烹饪的猪蹄最好装在保鲜袋中放入冰箱冷冻保存，烹饪时可以用微波炉解冻，或是直接用开水煮。

一看颜色，新鲜猪蹄的颜色接近肉色，不要挑选过白或过黑的。

二闻味道，新鲜猪蹄有肉的味道，经化学物质处理或变质的猪蹄有刺激性味道或臭味。

三挑有筋的，这种猪蹄胶原蛋白丰富，且口感筋道。

中国营养协会推荐
—— 餐桌上的膳食宝塔

胶原蛋白——令肌肤持久保持水润亮泽

胶原蛋白是一种由生物大分子组成的胶质物质，是构成人体肌腱、韧带及结缔组织最主要的蛋白质成分，占人体蛋白质含量的三分之一。

胶原蛋白的三大功效：

1.美容养颜。胶原蛋白可以促进皮肤细胞吸收和贮存水分，从而防止皮肤干涩起敏。

2.加速新陈代谢，延缓衰老，适合重病恢复期的老人。

3.催乳作用，非常适合哺乳期的女性食用。

—— 来源于《中国居民膳食指南》

针对症状

骨质疏松　咖喱黄豆炖猪蹄

发育迟缓　皮肤粗糙

指甲干燥　乳汁不足

四肢疲乏　神经衰弱

54

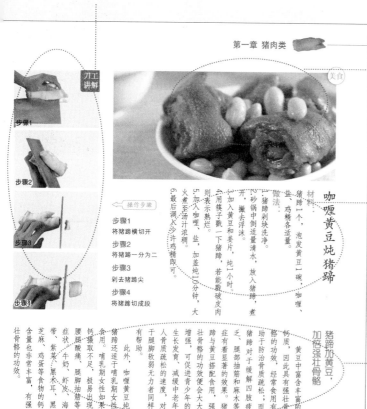

第一章 猪肉类

美食

刀工讲解

步骤1

步骤2

步骤3

步骤4

咖喱黄豆炖猪蹄

材料：
猪蹄1个，泡发黄豆1碗，咖喱、盐、鸡精各适量。

做法：
1. 猪蹄剁块洗净。
2. 砂锅中倒适量清水，放入猪蹄，煮开，撇去浮沫。
3. 加入黄豆和姜片，炖1小时。
4. 用筷子戳一下猪蹄，若能戳破皮肉则表示熟烂。
5. 加入咖喱、盐，加盖炖10分钟，大火煮至汤汁浓稠。
6. 最后调入少许鸡精即可。

操作步骤
步骤1　将猪蹄横切开
步骤2　将猪蹄一分为二
步骤3　剁去猪蹄尖
步骤4　将猪蹄切成段

猪蹄加黄豆，加倍强壮骨骼

黄豆中富含丰富的钙质，因此具有强壮骨骼的功效，经常食用有助于防治骨质疏松；而猪蹄中富含有增强骨骼生长发育，可促进青少年的生长发育，减缓中老年人骨质疏松的速度，对于腿脚软弱无力者有帮助。

此外，咖喱黄豆炖猪蹄还适于哺乳期女性食用。哺乳期女性如果钙摄取不足，极易出现腰腿酸痛、腿脚抽筋等症状，牛奶、虾皮、海带、紫菜、黑木耳、芝麻等食物的钙含量也非常丰富，有强壮骨骼的功效。

改善乳汁不足的关键

产后女性若出现乳汁不足，就可能影响婴儿的生长发育，因此应多食用促进乳汁分泌的食物，如含有优质蛋白质的瘦肉、鱼、蛋、奶类食物。此外，由于产妇容易出现腰膝腿痛、肌肉痉挛等现象，可以多食用富含钙、钾的海带等食物。而猪蹄与海带搭配食用则更是可起到催乳与补钙的双重功效。

魔法的饮食搭配

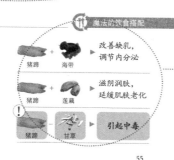

猪蹄 ＋ 海带 → 改善缺乳，调节内分泌

猪蹄 ＋ 莲藕 → 滋阴润肤，延缓肌肤老化

猪蹄 － 甘草 → 引起中毒

55

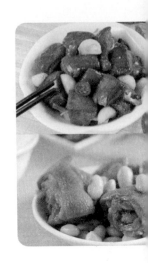

猪肉类

pock

——补虚强身、滋阴润燥、丰肌泽肤

牛肉类

beef

——补中益气、滋养脾胃、强健筋骨

三 羊肉类

mutton

——温补气血、开胃健力、通乳治带

四 鸡肉类

chicken

——温中益气、补虚填精、增强体力

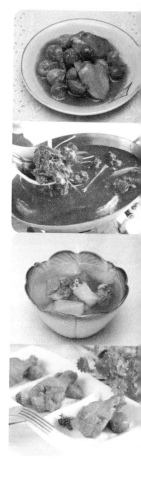

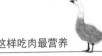

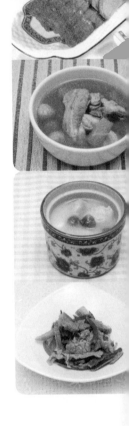

八 熟食类

cooked food

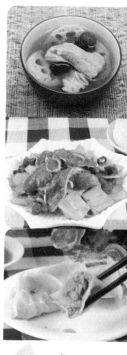

附录

applendix

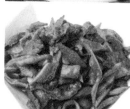

猪肉

pork

性味：甘、咸、微寒、无毒
归经：入脾、肾
每日最佳食用量：75克

猪肉是人们日常生活中最经常食用的肉类，是餐桌上重要的动物性食品之一。猪肉骨细筋少肉多，纤维细软，结缔组织少，肌肉组织中含有较多的肌间脂肪，因此，经过烹调加工后肉味特别鲜美。食用猪肉是人体获得脂肪和热量的重要途径之一，它可以为人们提供足够的营养。

滋阴润燥，丰泽肌肤

选购猪肉 ❺ 观法

❶健康猪肉呈鲜红色或淡红色，切面有光泽而无血液，肉质嫩软，脂肪呈白色，肉皮平整光滑，呈白色或淡红色；❷死猪肉的切面有黑红色的血液渗出，脂肪呈红色，肉皮呈现青紫色或蓝紫色；❸老猪肉肌肉纤维粗，皮肤较厚，瘦肉多；❹变质肉肌肉暗红，刀切面湿润，弹性基本消失，气味异常；❺注水肉透过塑料薄膜，可以看到里面有灰白色半透明的冰和红色的血冰。

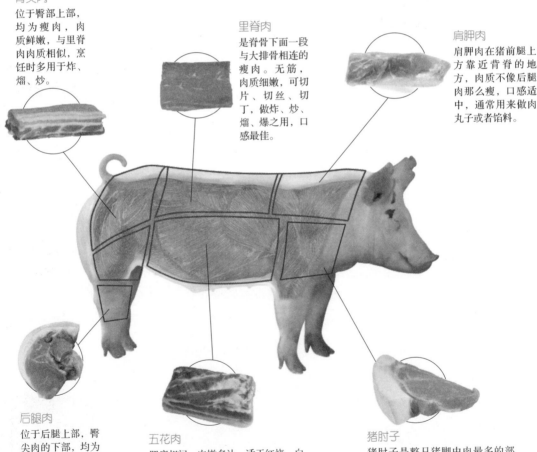

臀尖肉
位于臀部上部，均为瘦肉，肉质鲜嫩，与里脊肉肉质相似，烹饪时多用于炸、熘、炒。

里脊肉
是脊骨下面一段与大排骨相连的瘦肉。无筋，肉质细嫩，可切片、切丝、切丁，做炸、炒、熘、爆之用，口感最佳。

肩胛肉
肩胛肉在猪前腿上方靠近背脊的地方，肉质不像后腿肉那么瘦，口感适中，通常用来做丸子或者馅料。

后腿肉
位于后腿上部，臀尖肉的下部，均为瘦肉，但肉质稍老，纤维较长，烹饪时多作为白切肉或回锅肉用。

五花肉
肥瘦相间，肉嫩多汁，适于红烧、白炖和粉蒸肉等用。五花肉一直是一些代表性中菜的主料，如东坡肉、回锅肉、卤肉饭、粉蒸肉等等。

猪肘子
猪肘子是整只猪脚中肉最多的部位，鲜嫩多汁，最常见的吃法是蹄膀芦笋丝，外皮的口感非常好，肉质嫩，更适合做红烧肉。

每100克猪肉的营养成分

蛋白质	13.2克
脂肪	37克
碳水化合物	2.4克
胆固醇	80毫克
维生素B₁	0.22毫克
维生素E	0.35毫克
铁	1.6毫克
钾	204毫克
磷	162毫克

猪内脏是治疗人体某些疾病的美味佳肴

从营养学的角度来看，猪内脏含有丰富的蛋白质、维生素等多种营养素。猪的脏器与人体的脏器在形态、组织、功能上十分相似，某些成分对人体大有益处。但是，现代医学研究表明，选择猪内脏作为食补的食材时，一定要考虑这些内脏对人体的不利影响，所以，一定要控制动物内脏的摄入量。

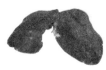
猪肝 ●P.44
补肝明目

猪心 ●P.51
安神定惊

猪腰 ●P.42
补肾益精

猪肚 ●P.41
健脾益胃

猪大肠 ●P.48
润肠通便

猪肺 ●P.57
补肺止咳

品种简介

兰德瑞斯猪

腌肉型猪种。在中国通称为长白猪。体躯特长，耳大前垂，腹线平直，后躯发达，被毛白色。皮薄、瘦肉多。每胎产仔平均十一头左右。

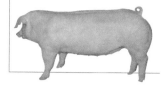

杜洛克猪

原产于美国。毛色棕红，大小适中、较清秀，嘴筒短直，结构匀称紧凑，背腰略呈拱形，腹线平直，四肢粗壮，肌肉发达，属瘦肉型肉用品种。

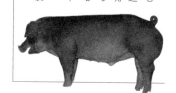

大花白猪

产于广东省珠江三角洲一带，以佛山地区为中心产区。其体型中等，毛色为黑白花，头部和臀部有大块黑斑，腹部、四肢为白色。

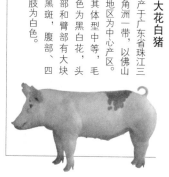

小耳花猪

广东茂名市电白县一个优良的地方品种，因耳朵比一般猪小，通体黑白相间而得名。头短、耳短、颈短、身短、脚短，奔跑速度快。

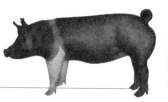

汉普夏猪

原产英国南部，背部长肌和后躯肌肉发达，瘦肉率高。颜面长而挺直，耳直立，后躯丰满，躯体长、背膘薄。被毛黑色，有一白色环带为特征。

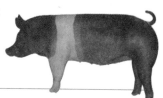

牛肉

beef

性味：味甘，性平
归经：入脾、胃
每日最佳食用量：80g

牛肉不仅是中国人经常食用的肉类食品之一，也是西方人经常食用的肉类食物。牛肉蛋白质含量丰富，氨基酸组成更符合人体需要。经常食用牛肉，可增强机体抵抗力。中医认为，尤适于术后、病后之人恢复体力。

滋养脾胃，寒冬补益佳品

牛肉有补中益气、滋养脾胃、强健筋骨、化痰息风、止渴止涎的功效。

选购牛肉 ❸ 观法

❶闻：新鲜牛肉气味正常，不新鲜的肉则有臭味。

❷摸：新鲜肉具有弹性，按压后凹陷立即恢复，不新鲜的牛肉弹性差或者根本没有弹性；新鲜肉表面微干或微湿润，无粘手感，不新鲜的肉切面湿润粘手，而注水肉外表则呈水湿样。

❸看：肌肉皮无红点为新鲜肉；从肉色看，新鲜肉具有光泽；从脂肪看，新鲜肉的脂肪洁白或呈淡黄色，次品肉的脂肪则无光泽。

牛肉富含肌氨酸
牛肉中的肌氨酸含量很高，这使它对增长肌肉、增强力量特别有效。在进行训练的头几秒钟里，肌氨酸是肌肉燃料之源，它可以有效补充三磷酸腺苷，从而使训练能坚持得更久。

牛肉含肉毒碱
鸡肉、鱼肉中肉毒碱和肌氨酸的含量很低，牛肉中却含量很高。肉毒碱主要用于支持脂肪的新陈代谢，产生支链氨基酸，是对健美运动员增长肌肉起重要作用的一种氨基酸。

每100克牛肉的营养成分

蛋白质	19.9克
脂肪	4.2克
碳水化合物	2克
胆固醇	84毫克
维生素B_1	0.04毫克
锌	4.73毫克
铁	3.3毫克
钙	23毫克
钾	216毫克
磷	168毫克

牛肉含丙氨酸
丙氨酸的作用是使饮食的蛋白质分解出糖分。如果你对碳水化合物的摄取量不足，丙氨酸能够供给肌肉所需的能量。

牛肉含铁
铁是造血必需的矿物质。与鸡、鱼、火鸡中少得可怜的铁含量形成对比的是，牛肉中富含铁质。

牛肉含钾和蛋白质
钾是大多数运动员饮食中比较缺少的矿物质。牛肉中富含蛋白质：113.4克瘦里脊就可产生22克一流的蛋白质。

牛肉是亚油酸的低脂肪来源
牛肉中脂肪含量较低，但却富含丰富的亚油酸，这些潜在的抗氧化剂可以有效对抗举重等运动中造成的组织损伤。另外，亚油酸还可以作为抗氧化剂保持肌肉块。

牛肉含锌、镁
锌是另外一种有助于合成蛋白质、促进肌肉生长的抗氧化剂。锌与谷氨酸盐、维生素B_6共同作用，能增强免疫力。镁则支持蛋白质的合成、增强肌肉力量，更重要的是可提高胰岛素合成代谢的效率。

▶熏肉

熏肉是我国河北特产，制作时先将锅中注水，之后加入大料、花椒、茴香、桂皮、丁香、砂仁、酱油等调料，烧开后将切成大块的牛肉或猪肉加入其中煮制，大约需煮两至四小时，成肉色、香、味俱佳，深得大众喜爱。

营养丰富，容易吸收，可补充皮肤养分，还可美容

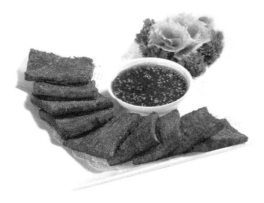

▶肉丸

肉丸，由六成肥肉和四成瘦肉加上葱、姜、鸡蛋等配料剁成肉泥后攥成丸子，可清蒸可红烧，肥而不腻。色泽雪白，清香味醇，肉质鲜嫩。肉丸是餐桌上的一道常菜，鱼丸、肉丸混合上席，更是成双、有余的吉兆。

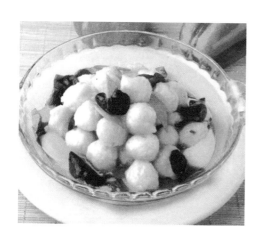

▶卤肉

"卤"是我国传统的烹制技法。制作时，先将糖炒好后，加入高汤和调配好的调味包，煮制后即成卤汁；将肉投入卤汁中卤制，所得的肉即成卤肉。卤肉质地适口，味感丰富。香气宜人，润而不腻，除了有醇厚的五香味感外，还有特别的香气。

增强食欲，营养丰富，开胃健脾，消食化滞

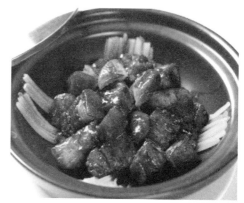

▶牛肉干

牛肉是中国人的第二大肉类食品，享有"肉中骄子"之美誉。牛肉干保持了牛肉耐咀嚼的风味，久存不变质。相传早在成吉思汗建立蒙古帝国时，蒙古骑兵就是依靠牛肉干和水来作为给养的。

滋补脾胃，补中益气，化痰息风，强健筋骨，止渴止涎

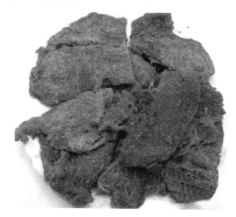

羊肉

mutton

性味：味甘，性温
归经：入脾、肾
每日最佳食用量：250克

羊肉鲜嫩，味美可口，是我国人民的传统食物。羊肉堪称补益身体之佳品。它既能御风寒，又可补身体，对风寒咳嗽、虚寒哮喘、小腹冷痛、肾亏、腰膝酸软、面黄肌瘦、病后体虚等一切虚状均有补益作用，尤适于冬季食用，有"冬令补品"之称，深受人们欢迎。羊肉的吃法更是多种多样，蒸、煮、烧、炒、烤、涮……都可以烹调出美味佳肴。

补虚劳，祛寒冷

选购羊肉 ❸ 观法

❶看： 新鲜羊肉肉色鲜红均匀，有光泽，不混浊，脂肪的颜色泛白；劣质羊肉无光泽。

❷摸： 新鲜羊肉的肉细而紧密，表面微干或微湿润，摸起来有弹性，不粘手；劣质羊肉切面湿润粘手。

❸闻： 新鲜羊肉有少许的膻味，劣质羊肉有酸味、刺激性或腥臭的异味。

每100克羊肉的营养成分

蛋白质	19克
脂肪	14.1克
胆固醇	92毫克
维生素B$_1$	0.05毫克
维生素E	0.26毫克
锌	3.22毫克
铁	2.3毫克
钾	232毫克
磷	146毫克
镁	20毫克

维护性功能
羊肉具有补肾壮阳的功效，这源于其富含的锌。锌是促进性器官发育并使其保持正常功能所必不可少的营养物质，适量补充羊肉可改善阳痿、早泄等病症。

改善贫血
人体如果缺乏维生素B$_{12}$就会引起红细胞生存时间缩短、数量减少，从而导致贫血，羊肉含有的维生素B$_{12}$可以改善此症。此外，羊肉所含的铁对缺铁性贫血患者亦十分有益。

预防骨质疏松
羊肉富含的维生素D能促进人体对钙和磷的吸收，具有促进骨骼生长的功效，从而预防骨质疏松。

预防癌症
羊肉所含的脂肪酸在预防癌症方面有一定帮助，尤其对预防皮肤癌、结肠癌和乳腺癌功效明显。

调养慢性胃炎
羊肉含有丰富的蛋白质，其中的氨基酸含量种类齐全，对于保护胃功能、促进消化都有很好的作用，可以调养慢性胃炎。

▶ 附子蒸羊肉

温肾壮阳+驱寒除湿

材料：

附子30克，鲜羊肉1000克，葱、姜、料酒、葱段、肉清汤、食盐、熟猪油、味精、胡椒粉各适量。

做法：

1.将羊肉洗净，放入锅中，加适量清水将其煮至七分熟，捞出。

2.取一个大碗依次放入羊肉、附子、姜片、料酒、熟猪油、葱段、肉清汤、胡椒粉、食盐、味精。

3.再放入沸水锅中隔水蒸熟即可。

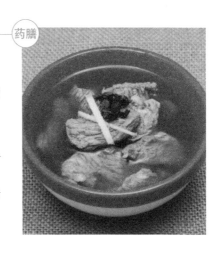

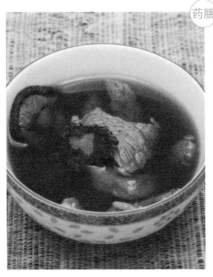

▶ 锁阳羊肉汤

补肾养精+延缓衰老

材料：

羊肉半斤、锁阳3钱、生姜3片、香菇5朵。

做法：

1.将羊肉洗净切块，放入沸水中汆烫一下，捞出备用；香菇洗净，切丝；锁阳、生姜洗净备用。

2.将所有的材料放入锅中，加适量水。

3.大火煮沸后，再用小火慢慢炖煮至软烂，大约50分钟左右，起锅前加入适当的调味料即可。

▶ 当归苁蓉炖羊肉

改善肾亏+治疗阳痿

材料：

当归2钱、肉苁蓉3钱、淮山5钱、桂枝1钱、黑枣6颗、核桃3钱、羊肉半斤、姜3片、米酒少许。

做法：

1.先将羊肉洗净，在沸水中汆烫一下，去除血水和羊骚味。

2.将所有药材放入锅中，羊肉置于药材上方，再加入少量米酒及适量水（水量盖过材料即可）。

3.用大火煮沸后，再转小火炖约40分钟即可。

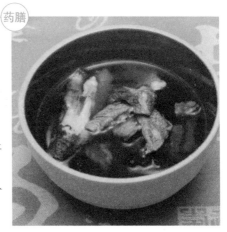

鸡肉
chicken

性味：性温，味甘
归经：入脾、胃、肝
每日最佳食用量：100克

鸡肉既是富含营养的食品，又是治病的良药。鸡肉可炒、煮汤或凉拌。作为药物，它味甘、性温，入脾、胃经。可温中益气、补虚填精、健脾胃、活血脉，用途十分广泛。鸡肉高蛋白、低脂肪的配比，符合现代人健康的需求。

温中益气，滋阴润肤

选购鸡肉 ❸ 观法

❶新鲜鸡肉的鸡皮有光泽；表面微干或微湿润，不粘手；富有弹性，肉质结实，排列紧密，指压后凹陷能立即恢复；具有鲜鸡肉的正常气味。

❷次鲜鸡肉的鸡皮色泽较暗；表面略微干燥、粘手；弹性较差，指压后凹陷恢复较慢，且不能恢复到原状；鸡的腹腔内可以嗅到轻度异样的气味。

❸劣质鸡肉的鸡皮没有光泽，鸡头和鸡脖有褐色沉淀；表面干燥、粘手；没有弹性，指压后凹陷无法恢复，并留下清楚印记；鸡的腹腔内可以嗅到臭味。

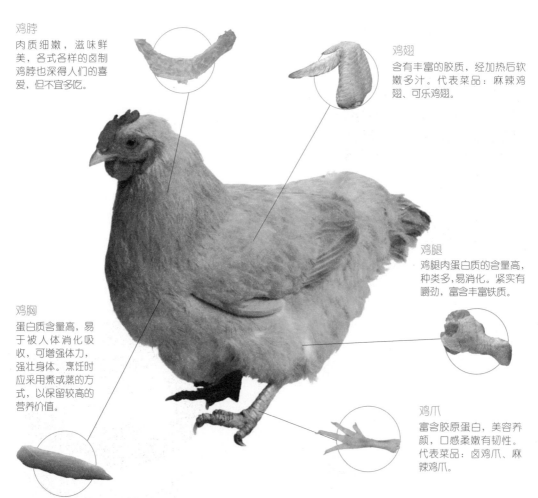

鸡脖
肉质细嫩，滋味鲜美，各式各样的卤制鸡脖也深得人们的喜爱，但不宜多吃。

鸡翅
含有丰富的胶质，经加热后软嫩多汁。代表菜品：麻辣鸡翅、可乐鸡翅。

鸡腿
鸡腿肉蛋白质的含量高，种类多，易消化。紧实有嚼劲，富含丰富铁质。

鸡胸
蛋白质含量高，易于被人体消化吸收，可增强体力，强壮身体。烹饪时应采用煮或蒸的方式，以保留较高的营养价值。

鸡爪
富含胶原蛋白，美容养颜，口感柔嫩有韧性。代表菜品：卤鸡爪、麻辣鸡爪。

每100克鸡肉的营养成分

蛋白质	19.3克
碳水化合物	1.3克
脂肪	9.4克
胆固醇	106毫克
维生素A	48微克
维生素E	0.67毫克
锌	1.09毫克
钾	251毫克
磷	156毫克

经常食用鸡肉可增强机体免疫力

中医理论认为，鸡肉可温中益气、补精填髓、益五脏、补虚损，可治疗由身体虚弱而引起的乏力、头晕等症状，用途十分广泛。鸡肉的营养价值要高于红肉，它含有大量的牛磺酸，而牛磺酸可以增强人的消化能力，有一定的抗氧化作用和解毒作用。还可改善心脑功能，促进儿童智力发育。

烹饪指导

将宰好的鸡放在盐、胡椒和啤酒的混合液中浸一小时会祛除鸡肉的腥味；炖鸡时，先用醋爆炒鸡块，然后再炖制，可使鸡块味道鲜美，色泽红润，而且还能快速软烂；炖鸡时不要放花椒、茴香等调料，否则会影响鸡肉本身的特有香味；炖鸡汤时，须在鸡汤炖好降温后，加适量盐调味即可，否则会影响鸡肉的口感。

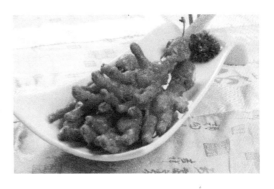

◀ 温姜鸡汤

材料：
母鸡1只、姜6克、盐3克、黄酒10克、葱10克

制作方法：
①鸡去毛后，从脊背处剖开，除去内脏，清洗后待用；
②砂锅加清水放于火上，将鸡在内脊骨处切几刀（保持骨断皮连），背面向上放入砂锅内，加入葱、姜、黄酒，烧开后撇去浮沫，盖好锅盖，改用小火焖炖一个半小时左右，将鸡翻个身，鸡腹向上，加入盐，继续炖至鸡肉酥烂即成。

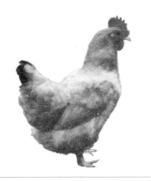

品种简介

三黄鸡

三黄鸡不同于家养鸡，为农户放养鸡。体型小，肉质细嫩，味道鲜美，营养丰富，产蛋量高，在国内外享有较高的声誉。因其羽毛、爪、喙均为黄色，故名『三黄鸡』。

乌鸡

乌鸡源自于我国江西省的泰和县武山。它的营养价值远胜于普通鸡，口感细嫩，有较明显的食疗作用，有『名贵食疗珍禽』之称。可补虚劳、养身体。

鸭肉

duck

性味： 性凉，味甘、咸
归经： 入脾、胃、肺、肾
适宜人群： 体内有热、上火者

大补虚劳，消毒清热

鸭肉为餐桌上的上品，也是人们进补的良品。鸭肉的营养价值与鸡肉相当。在中医看来，鸭肉有滋阴、养胃、补肾、止热痢、止咳化痰等作用。体质虚弱、食欲不振者和水肿的人食之更为有益。鸭是肺结核病人的『良方』。一般认为，药用以老鸭为佳。老鸭与猪肉一起煮食，则治血虚头晕、补气肥体；与鸡肉一起煮食，补气肥体。虚性发热、肿瘤患者，也以吃鸭为宜。

每100克鸭肉的营养成分

蛋白质	15.5克
脂肪	19.7克
碳水化合物	0.2克
胆固醇	94毫克
维生素A	52微克
维生素E	0.27毫克
铁	2.2毫克
锌	1.33毫克
钾	191毫克
磷	122毫克

食疗特长

鸭肉与海带共炖食，可降低血压，软化血管；鸭肉与竹笋共炖食，可治痔疮下血。肥鸭还治老年性肺结核、糖尿病、慢性支气管炎、脾虚水肿、大便燥结、浮肿等症。

烤鸭的吃法讲究

讲究季节
冬、春、秋三季的烤鸭肉质肥嫩，风味更佳。
讲究片法
片鸭讲究片片有皮带肉，薄而不碎。
讲究作料
吃烤鸭主要搭配两种作料：甜面酱、蒜泥加酱油。
讲究佐食
吃烤鸭常用佐食有两种，一为荷叶饼，一为空心芝麻烧饼。

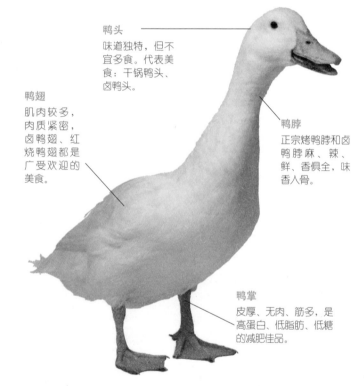

鸭头
味道独特，但不宜多食。代表美食：干锅鸭头、卤鸭头。

鸭翅
肌肉较多，肉质紧密，卤鸭翅、红烧鸭翅都是广受欢迎的美食。

鸭脖
正宗烤鸭脖和卤鸭脖麻、辣、鲜、香俱全，味香入骨。

鸭掌
皮厚、无肉、筋多，是高蛋白、低脂肪、低糖的减肥佳品。

特色美食

北京烤鸭

北京烤鸭是北京著名菜式，色泽红润，肉质细嫩，味道醇厚，肥而不腻，驰名中外。

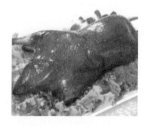

南京盐水鸭

盐水鸭是南京著名的特产。此鸭皮白肉嫩、肥而不腻、香鲜味美。逢年过节吃一碗盐水鸭，已成了南京世俗的礼节。

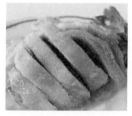

每100克鹅肉的营养成分

蛋白质	17.9克
脂肪	19.9克
胆固醇	74毫克
维生素A	42微克
维生素E	0.22毫克
钾	232毫克
磷	144毫克
镁	18毫克
铁	3.8毫克
锌	1.36毫克

鹅肉

goose meat

理想的高蛋白、低脂肪的健康食品

鹅肉含有人体所必需的各种氨基酸，脂肪含量较低，含大量的不饱和脂肪酸，对人体健康极为有利。鹅肉脂肪的熔点亦很低，质地柔软，容易被人体消化吸收。

鹅肉有益阴补气、暖胃生津之效，是食疗之上品。经常口渴、乏力、气短、食欲不振者，常食鹅肉，可补充营养，又可控制病情，尤其在冬季进补。鹅肉鲜嫩松香不腻，以煲汤居多，其中香卤鹅、腐乳炖鹅等，都是『秋冬养阴』的良菜佳肴。

性味：性平，味甘
归经：入脾、肺
适宜人群：身体虚弱、气血不足者

选购鹅肉 ② 观法

①观：新鲜鹅肉富有光泽，肉色呈粉红色，肌肉切面光滑平整，肉质饱满，翼下肉厚、尾部肉多而柔软。

②摸：新鲜鹅肉富有弹性，表面无黏液，不要挑选血水渗出太多的鹅肉。

👤 食用宜忌

鹅肉不可与柿子、鸭梨同食；与鸡蛋同食损伤脾胃。经常食用鹅肉可治疗和预防咳嗽病症，尤其对治疗感冒和急慢性气管炎、老年水肿等有一定疗效。

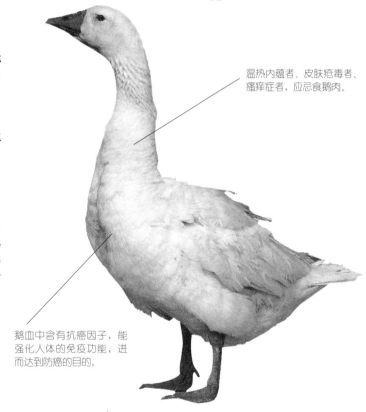

温热内蕴者、皮肤疮毒者、瘙痒症者，应忌食鹅肉。

鹅血中含有抗癌因子，能强化人体的免疫功能，进而达到防癌的目的。

⊕ 🔍 特色美食

深井烧鹅
——广式传统肉食

烧鹅是广州传统肉食，经腌制后烘烤即成。色泽金红，味美可口。

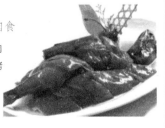

鹅肉补中汤
——温肾壮阳+驱寒除湿

将各30克的黄芪、党参、山药、大枣装入鹅腹，以线缝合，用小火煨炖，加食盐调味。取出药物，饮汤吃肉。

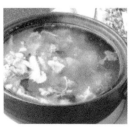

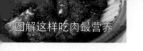
Method

肉食 肉类烹调技巧全公开

先处理需要热炒的肉类

如果想让起锅以后肉类的口感和味道更好，可以先用淀粉或者鸡蛋清对肉类进行腌渍，先过一次油后再入锅炒，这样处理后的炒肉吃起来口感滑嫩。

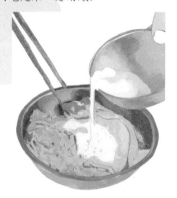

要让菜好吃，就要先了解炒菜的程序

在热炒时，可以先把葱、姜、蒜等辛香料放入锅中爆香，等这些香辛料散发出香气后，再放入主要的食材。一般来说，肉类在切好后应该先腌一会儿，然后过油至七成熟，最后再入锅快炒。

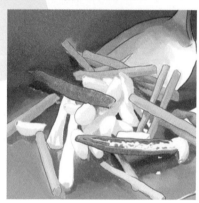

先腌再蒸才能入味

在所有肉类料理中，"腌"几乎是最重要的步骤，蒸也一样。尤其是当肉类被均匀地裹上调味腌料之后，在蒸的时候，调味酱汁就会随同水蒸气一起进入肉中，从而让肉质软嫩并且入味。

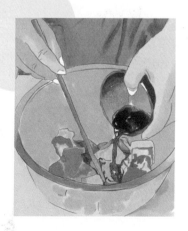

用竹制蒸笼蒸出来的味道最好

一般的家庭大多使用铁制蒸笼，在下层放水，上层放料理，既方便又好用。有的为了更省事，甚至直接放入电饭锅中蒸，这也是可以的。不过，如果想要料理更美味，就需要使用竹制的蒸笼；竹制蒸笼的好处是能够吸收水蒸汽而不会往下滴漏，更不会破坏料理的原味，还独具"竹"的自然清香。

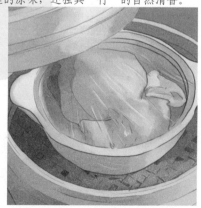

先关火，再用余温把菜泡熟

要把鸡肉煮得香嫩是有诀窍的。在煮的过程中，首先要把鸡肉放进冷水中煮到水沸，煮15分钟后再盖上锅盖，然后关火焖约30分钟，利用灶上的余温把鸡肉焖熟，这样鸡肉吃起来才会口感软嫩。

泡水后的口感更佳

肉类在氽烫以后要立即泡水，因为肉质在加热之后会扩张，如果立即泡入冷水之中，就能够使肉质收缩，从而让肉紧实，这样吃起来才会筋道。

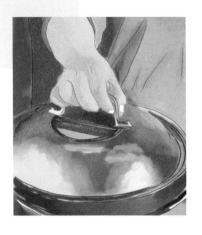

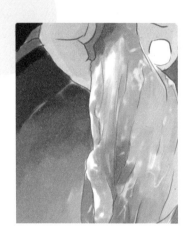

食材要切薄才容易入味

在凉拌料理中的食材，因为烹调的时间很短，所以要先将凉拌肉类与食材切成薄片或者切成丝，这样在氽烫时才会很快熟。用来调味的辛香料，比如大蒜、姜、红辣椒等，也需要切成碎末或者薄片，才能帮助食材充分吸收调味汁。

先烫再切

类似猪脚这样的食材要先煮熟，然后捞起来放凉后再切片。如果食物还很热就马上切片，很容易破坏其形状。

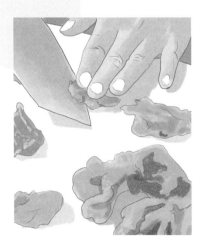

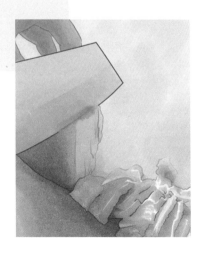

Method

肉条·肉末·肉馅·肉酱，这样做最省心···

肉条···

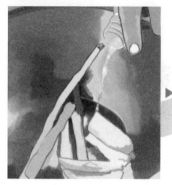 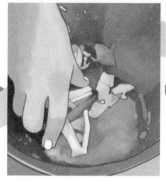 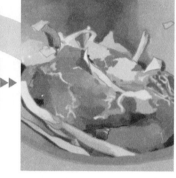

「材料」

肉块500克、姜片50克、葱段1支、米酒3大匙、盐1大匙

「做法」

1.把肉块切成宽约3厘米的肉条备用。

2.把姜片、葱段、米酒、盐搅拌均匀后，和切好的肉条拌匀，腌1小时左右。

3.把腌好的肉条放入电饭锅中蒸熟放凉即可。

处理小诀窍

妙招1 如何选肉

用来制作肉条的猪肉既可以是瘦肉、五花肉，也可以是前腿肉和后腿肉，可以根据个人喜好进行选择。喜欢吃瘦肉的人可以选择里脊这样的精瘦肉；喜欢吃肥肉的人可以选择五花肉。

妙招2 保存&解冻方法

处理好的熟肉条可以通过冷藏或者冷冻进行保存；如果冷藏的话，可以放1周左右；如果冷冻的话，可放3个月左右。如果要冷冻，那么最好把肉条分开包装，在需要使用时，最好在前一晚先放入冰箱冷藏室，隔天自然解冻，或者利用微波炉来解冻之后就可以直接做料理。

肉末···

只需要把绞肉略微炒一下就可以了。添加在各种蔬菜中，立刻变成又好吃又好看的佳肴，所以当然要列入必学的肉类前制食材喽！

「材料」

绞肉500克、色拉油1大匙、酱油30毫升、绍兴酒1大匙、糖1/2茶匙、淀粉2大匙

「做法」

1.把绞肉和所有的调味料混合拌匀，腌制15分钟左右。

2.待锅烧热后，倒入色拉油烧热，然后放入腌好的绞肉，用大火快炒至肉熟，等到肉没有水分即可起锅。

处理小诀窍

妙招1 如何选肉

肉末是用绞肉做成的，所以最好挑选前腿肉；后腿肉太瘦，做成绞肉的话吃起来口感不会太好。

妙招2 一定要先腌

肉末一定要先腌过后再炒，这样味道才会香。

妙招3 保存&解冻方法

可以通过冷藏或者冷冻进行保存；冷藏的话可以放1周左右、冷冻的话可以放3个月左右。如果要冷冻，最好按照每次食用的分量分开包装，在需要使用时，最好在前一晚先放入冰箱的冷藏室，隔天自然解冻，或者利用微波炉进行解冻就可以直接做料理了。

肉馅…

肉馅经常被用来做成肉丸、肉羹，是一种非常方便的简易加工食材，而且可以用各种不同的容器装盛，保存起来也非常方便！

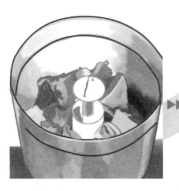 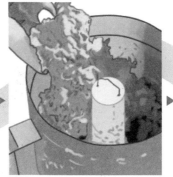 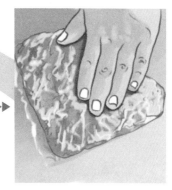

「 材 料 」

瘦肉400克、猪背肥肉100克、淀粉1茶匙、盐1/2茶匙、糖1/4茶匙、胡椒粉1/4茶匙、香油少许

「 做 法 」

1.把冰过的瘦肉和猪背肥肉切成小块后放入绞肉机中，搅打2分钟左右，直到肉呈胶泥状后取出来。

2.在肉馅中添加食盐，用力摔打大约20次，再加入其余的调味料搅拌均匀，然后用小袋分装，并放入冰箱冷冻保存。

处理小诀窍

妙招1 如何搭配肉类

要使肉馅好吃，就必须将瘦肉和肥肉搭配得恰到好处。一般来说，瘦肉和肥肉的比例大约是4：1，可以根据个人喜好适当增减。

妙招2 保存＆解冻方法

保存的时候，可以按照每次食用的分量分成小份，一一放入塑料袋中，然后压扁，再放入冷冻室，不过必须在1个月内吃完。要吃的时候，可以先拿出来自然解冻，或者用微波炉解冻就可以了。

肉酱…

肉酱可以用来拌面、拌菜，也可以入菜，和肉馅一样容易装盛和保存，既方便又好用。自己动手做，既安全又放心，赶紧学学吧！

「 材 料 」

绞肉500克、水1000毫升、红葱酥50克、色拉油1大匙、酱油50毫升、米酒30毫升、糖1大匙

「 做 法 」

1.待锅烧热后，倒入色拉油烧热，然后放入绞肉，用中火炒至肉色变白。

2.把水、红葱酥和所有调味料都放进锅中，中火转小火慢慢炖煮，直到汤汁略微收干到和肉酱一样多就可以了。

处理小诀窍

妙招1 如何选肉

如果用绞肉来制作肉酱，最好选择前腿肉，这样肉酱做出来后，既不会太瘦，又不会太肥，肥瘦适中。

妙招2 香气一定要足

做肉酱很简单，最重要是要先把红葱酥炒香，然后用小火慢慢煮1个小时左右。

妙招3 保存＆解冻方法

保存的时候，可以按照每次食用的分量分成小份，一一放入塑料袋，然后压扁，再放入冷冻室，并且必须在1个月内吃完。要吃的时候，提前拿出来自然解冻，或者用微波炉解冻后就可以了。

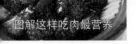
Method

烹饪出美味肉食的七大关键点

Ⓟoint 1 提前去除腥味

　　一直用水冲肉,既可以去除腥膻味,又能够使口感更好。也可以通过汆烫除去腥味和血水,还能去除肉中多余的脂肪。在汆烫时,可以在锅中放入葱段、姜片,或者米酒,这样去腥的效果会更好。但是需要注意的是,汆烫的时间不能太长,因为在后面可能还需要加热。如果汆烫的时间太长,食材的口感就会变老,并丧失了原味和营养。

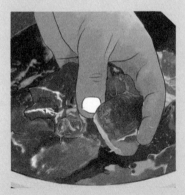

Ⓟoint 2 油炸后的口感更好

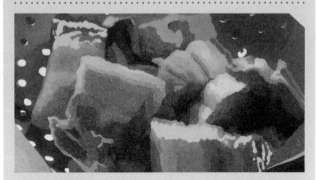

　　食材在油炸前,一定要先擦去多余的水分。如果食材上面还有裹粉,在入锅前也要轻轻抖掉多余的裹粉。另外,在油炸的时候,也需要根据食物的特性对油温进行调节,如果油温过低,食物就容易成为泥糊状;如果油温过高,食物的外层就会呈现出焦黑状,而里面却还没有熟透。另外,在食材下锅时,油温会稍微降低10℃~15℃左右。如果在油锅中一次性放入太多食材,就会使油温骤然下降。所以,往油锅中放食材时,最好能够分批放入,再让同一批食材同时起锅,这样才能够控制成品的油炸程度。但是,如果油炸品裹了面,就需要分别放入油锅中,以免粘黏到一起。为了确保油温稳定,锅中的食物最好不要超过油表面积的1/3。

Ⓟoint 3 肉类要先腌

　　在腌料中除了调味料,还可以放红萝卜、芹菜、香菜、洋葱、红葱头、红辣椒等辅料,要先将它们加水打汁再添加到腌料中。把肉腌过后再烹饪,可以保持肉质的鲜嫩。另外,有些腌料中需要加入淀粉,这样能够锁住肉汁。肉类也可以先切成块或者片,这样除了能让腌渍时更容易入味,更能节省烹调的时间。

　　蔬菜汁的制作方法:红辣椒1条、姜50克、芹菜30克、洋葱80克、红萝卜30克、蒜80克、香菜20克、红葱头50克、水1000毫升,把上述材料放入果汁机中搅打成汁,然后滤去残渣即可。

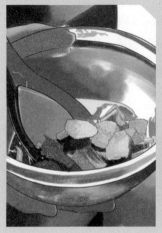
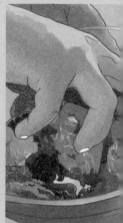

Point 4 大火快炒

餐厅、快餐店中炒出来的菜之所以比家里炒得好吃，原因在于"锅要热、火要大"。锅要热，才能够让食材的表面迅速变熟，这样一来，在翻炒的过程中，食材就不易

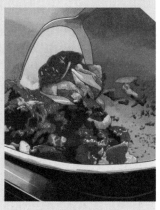

黏锅，也不会因为粘黏显得破碎。火要大，才能够让食物尽快熟透。快炒不像烧煮那样需要花时间煮入味，炒熟的速度越快，越能够保持食材的新鲜和口感，尤其是海鲜和叶菜，这样才能避免菜的口感又老又干。家中的火不可能像饭店中的火力那么强，所以只能通过技巧进行弥补，例如，一次不要放入过多食材，避免食材在锅中不能均匀受热，这样才不会延长爆炒的时间；另外，食材一定要切小、切薄，这样才能加快炒熟的速度，炒出来的菜的口感才会和饭店中的一样！

Point 5 制作鸡汤

【材料】

汤锅1个（6升左右的容量）、鸡骨架2副（约300克）、洋葱1个（约200克）、3块姜片、胡萝卜1根（约200克）、水4500毫升

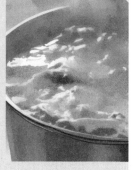

【作法】

1.先把鸡骨架余烫洗净，把洋葱和胡萝卜洗干净后切成块备用。

2.把处理好的鸡骨架、洋葱、胡萝卜和姜片放入汤锅中，倒入水。

3.大火将汤锅中的水烧沸，然后改文火继续煮1个小时左右，过滤后剩下的就是浓浓的鸡汤

【备注】

用燃气灶煮高汤是家庭中最常见的方法。但是，在煮的时候千万不要盖上盖子，而且要用文火慢慢熬煮高汤，要让汤汁一直保持在微微沸腾的状态。如果盖上了盖熬煮，那么汤汁就容易混浊，不清澈。

Point 6 料理要收汁

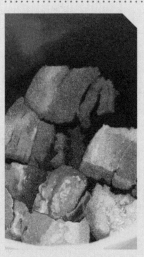

如果做红烧肉类或者快炒类的菜肴，那么在烹调上最忌讳的就是在煮出来或者炒出来的菜肴中，有太多的汤汁。所以，要记住，在烹饪的时候，要尽量把锅中的汤汁 干，这样才能使做出来的菜入味好吃。

Point 7 用小火慢慢煮

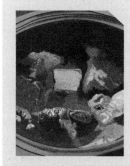

对于比较大块的肉类，如果是煮汤、红烧或者清炖，都可以用小火慢慢地炖，这样做出来的菜肴才会美味可口。肉下锅后，先用大火把水烧沸，再把锅盖上盖子，转小火继续慢慢卤煮。卤制时间越长

肉越能入味，所以，千万不要因为着急而用大火煮，否则的话，时间一长，食材中的水分都会全部流失，肉吃起来的口感也会又老又涩。所以，在煮的时候，只需要用小火，水只要保持在微微沸腾的状态就可以了。

猪肉类 pork

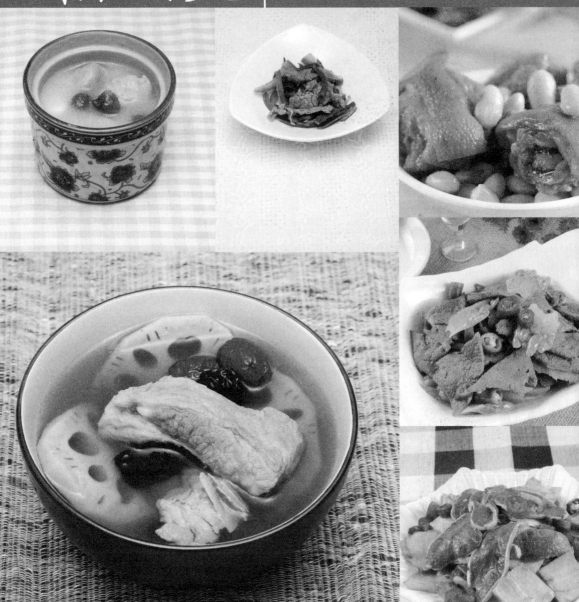

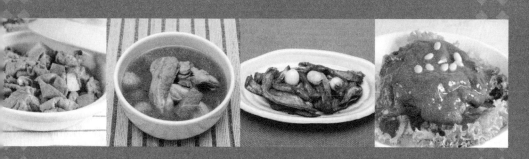

补虚强身、滋阴润燥、丰肌泽肤

五花肉口感香滑，入口即化，柔嫩多汁，久煮不柴。

猪里脊是猪肉中最细腻的瘦肉，低热量、高蛋白。

猪排骨肉较厚，带有白色软骨，吃起来香滑多汁、脆嫩可口。

猪肘子富含胶原蛋白，具有滋润肌肤、美白养颜的功效。

猪肚具有健脾益胃的功效，适合身体瘦弱者食用。

猪腰具有补肾益气、固精壮阳的功效。

猪肝中富含维生素A，科学食用可维持视力健康，预防眼疾。

猪血营养丰富，易于消化，具有极强的清肠排毒功效。

猪大肠具有润肠通便、止血润燥等功效，可治疗痔疮、便秘。

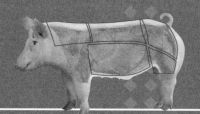

Method ▼

猪肉 猪肉各部位适合的烹饪法

五花肉

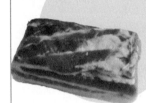

五花肉可以挑选厚一点的，最好是靠近头部的，而且前半段的口感是最好的，通常用来切块红烧或者卤煮，或者切成薄片快炒。

猪肋排

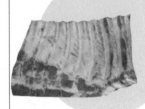

肋排也称五花排，是猪的背部整排平行的肋骨，肉质厚实，适合整排烧烤。可以将背部肋骨沿着骨头切块，用来烧烤或者焖烧。

里脊肉

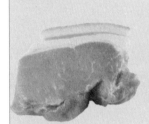

里脊肉就是腰椎旁边的带骨里脊肉，适合用来油炸、炒、烧。

猪小排

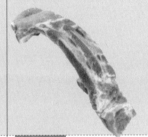

小排骨就是连着白色软骨旁边的肉，可以用来炒、烧、蒸。

梅花肉

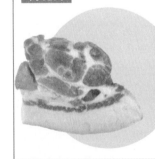

可以挑选油花分布均匀的肉块，因为油脂较多，所以通常用来炸或者烧烤，这样吃起来的口感才好，甚至吃起来还有脆度。

肩胛肉

肩胛肉适合炒、炸、熘、煎、烧等烹饪方式，代表菜色为辣椒炒肉丝、叉烧肉、肉丸子、芹菜肉丝水饺等。

猪肘子

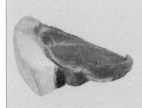

肘子肉适合酱、烧、卤、焖等烹饪方式，代表菜色为酱猪肘、红烧肘子、东坡肘子、黄豆焖猪肘等。

猪腿

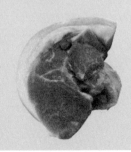

后腿上部呈扇形的猪腿肉又称为蝴蝶肉，质嫩，适合炒、熘等烹饪方式，代表菜色为芹菜炒肉丝、香干肉丝等。

Method

猪肉六大烹饪方式的秘诀

炸 … 先大火后小火

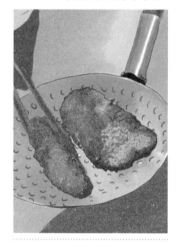

先用小火炸再用大火炸，口感才酥脆。在油炸时，先用小火炸3分钟左右，使猪肉能充分吸收油分的热量熟透。接着转大火炸1分钟左右，这样能将猪肉中的油分迅速逼出来。因为肉中没有油，咬下去才会酥脆爽口、不油不腻。

卤 … 浸泡时间要充分

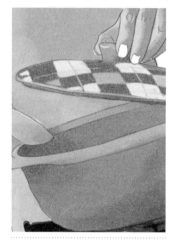

先卤后浸味道才会好。调味料的分量一定要淹过猪肉，先用大火卤滚之后，改用小火焖卤20分钟左右。接着熄火，将猪肉在卤汁中至少浸泡3个小时，这样卤汁的味道才会完全被猪肉吸收，而猪肉也不会过于熟烂。

蒸 … 竹制蒸笼最佳

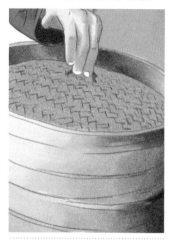

使用竹制蒸笼最好。因为竹子透气，蒸笼里可以保持比较稳定的温度，食物能够均匀受热，不会出现外面太熟，里面还夹生的情况。同时还能在菜食中增添竹子的自然香气，增进食欲。

烤 … 肥瘦相向最好吃

有油分的猪肉最好吃。尤其是中肋排肉和肩胛肉，让肉中的油脂在180℃～200℃的烤箱中融化后释放出来，从而在表面形成一层保护膜，能够让肉块里的汤汁保留下来，不会流失，这样在出炉的时候才能够保证肉质的油嫩和弹性。

炒 … 炸过后再炒

利用先炸后炒的方式，炸过之后，能锁住腌料和肉汁的原味，这样在炒的过程中，汤汁或者腌料就不容易流失。炒的时间要短，才能保证猪肉好滋味。

腌 … 放入冰箱最入味

放在冰箱中腌最入味。先把猪肉放入腌料中，然后蒙上保鲜膜，再放入冰箱中冷藏几个小时，这样腌出来的效果是最好的。因为冰箱会吸收猪肉中的水分，猪肉就会尽量多地吸收酱汁补充水分，所以才会更入味。

五花肉

streaky pork

消除疲劳的美味五花肉

五花肉位于猪的腹部，猪的腹部脂肪含量很高，同时又夹带着肌肉组织，因此便形成了肥瘦相间的五花肉。一层薄的猪皮，一层薄的猪油，一层瘦肉，再一层猪油，最后再加上一层瘦肉，这就是所谓的五花肉。由于五花肉中的油脂部分烹饪后口感香滑、入口即化，而瘦肉部分柔嫩多汁、久煮不了美味的口感外，还有消除疲柴，深受人们喜欢。五花肉除劳、稳定精神、美肤等多种营养功效。

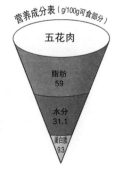

营养成分表（g/100g可食部分）

五花肉

脂肪 59
水分 31.1
蛋白质 9.3

数据源于《中国居民膳食指南》

饮食禁忌

患有高血脂症、高血压等心血管疾病的人群尽量少食用五花肉。

保存方法

最好3天内吃完，或者将生猪肉切成块，分装入保鲜袋中，放入冰箱冷冻室保存，但也最好一个月内吃完。

颜色鲜红：优质五花肉颜色鲜红、色泽明亮，有天然的肉味。

肥瘦适当：优质五花肉瘦肉和脂肪层层相间，油脂分布均匀。

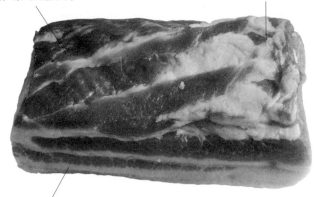

富有弹性：用手指轻轻按压，优质五花肉富有弹性，手感不会过干或过油。

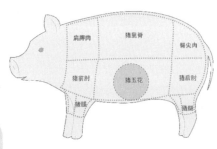

肩胛肉　猪里脊　臀尖肉
猪前肘　猪五花　猪后肘
猪蹄　　　　猪蹄

中国营养协会推荐
—— 餐桌上的膳食宝塔

维生素B₁——消除疲劳的营养素

猪肉中维生素B_1的含量约为牛肉的10倍，这是猪肉重要的营养特性之一。维生素B_1可以帮助分解从米饭中获取的糖类，还能维持脑中枢神经和手足末梢神经的功能。因此，食用猪肉对于容易疲劳、注意力不集中、情绪不稳定、手脚冰凉等症状具有显著的改善功效。

五花肉富含的脂肪不仅可以提供能量、保护脏器，同时还会促进维生素A、维生素D等脂溶性维生素的吸收，一旦缺乏，人体会出现易饥饿、智力减退、体力不足等症状。
　　　　　　　　　　—— 来源于《中国居民膳食指南》

针对症状

易疲劳 ▶	蜜汁肉 P33
精力涣散 ▶	海带烧肉 P34
腰痛 ▶	南瓜蒸肉 P34
易饥饿 ▶	猪肉炖粉条 P34

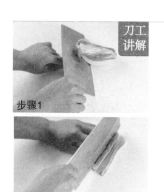
刀工讲解

步骤1

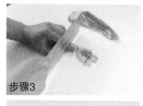
步骤2

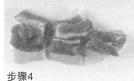
步骤3

步骤4

美食

蜜汁肉

材料：

五花肉600克，大蒜6瓣，植物油2匙，酱油、料酒、白糖各适量。

做法：

1. 五花肉切块，沸水余烫后清洗；
2. 锅中倒植物油烧热，放五花肉，小火翻炒，沥除油，放入大蒜翻炒。
3. 锅中加酱油、料酒、白糖和500毫升清水，大火煮沸，改小火煮半小时以上，汤汁收干即可。

← 操作步骤

步骤1
将肉的皮去掉

步骤2
将肉切成条状

步骤3
将肉条切成块状

步骤4
完成

猪肉加大蒜，轻松去疲劳

丰富的维生素B₁是猪肉的营养特性，而且被称为『消除疲劳的营养素』。如果维生素B₁不足，就无法顺利分解糖类，体内便容易堆积乳酸等疲劳物质，从而导致注意力无法集中，整天昏昏沉沉，也会呈现出心理方面的不良症状。大蒜中富含的蒜素可以大大促进人体对维生素B₁的吸收。

因此，猪肉和大蒜配合制作的蜜汁肉对于消除疲劳效果显著。除此之外，洋葱、大葱、韭菜等都富含蒜素，是烹饪猪肉时不错的搭配，都可以起到与大蒜相同的功效。

肉类在饮食中的死对头

多摄入膳食纤维，安心享用五花肉

五花肉富含脂肪，爱美女性通常敬而远之，但如果食用方法正确便能大大减少人体对于脂肪的吸收。经研究，猪肉经过长时间炖煮后，脂肪含量会降低30%～50%。此外，将猪肉与膳食纤维含量丰富的蔬菜一起烹饪也是不错的选择，如菠菜、土豆、胡萝卜等根茎类蔬菜。膳食纤维可促进肠胃蠕动，具有帮助清除体内垃圾的功效。

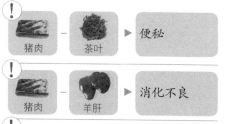

猪肉	茶叶	▶ 便秘
猪肉	羊肝	▶ 消化不良
猪肉	豆类	▶ 腹胀

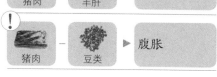

美食

海带烧肉
有效缓解精神涣散

 五花肉 + 海带

膳食功效

海带富含的膳食纤维可将五花肉中的脂肪带出体外，二者同食还能缓解注意力不集中、精神涣散等症。

材料：

五花肉500克，水发海带200克，油、姜、葱、大料、酱油、盐、料酒、糖各适量。

做法：

1.五花肉洗净切块；海带用开水煮开，切成菱形。

2.炒锅放油烧热，放糖炒至金黄，五花肉块、姜末、葱段、大料放入锅中翻炒。

3.五花肉表面上好糖色后将海带、酱油、盐、料酒放入翻炒。

4.锅中加适量清水，转成小火，烧至肉和海带入味即可。

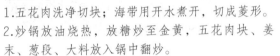

南瓜蒸肉
强健脊骨，消除腰痛

 五花肉 + 南瓜

膳食功效

南瓜富含的维生素C有助于生成骨胶原，五花肉可缓解肌肉酸痛，二者搭配可强健脊骨、消除腰痛。

材料：

南瓜1个（约1000克），五花肉400克，黄酒、酱油、甜面酱、鸡精、糖、葱、姜、蒜各适量。

做法：

1.南瓜洗净去皮，在瓜蒂处切下一个小盖子，挖去瓜瓤。

2.五花肉洗净切片，放入碗中，加入黄酒、酱油、甜面酱、鸡精、糖、葱、姜、蒜，搅拌均匀。

3.将拌好的五花肉装入南瓜中，盖好盖子，放在大火上蒸2小时即可。

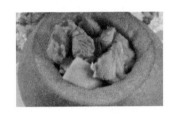

猪肉炖粉条
促进消化，补充体力

 五花肉 + 白菜

膳食功效

经炖煮后的白菜有助消化，适合肠胃不佳者食用。二者搭配可促进消化，补充体力，抗疲劳。

材料：

五花肉、白菜各200克，粉条1000克，油、花椒、大料、桂皮、酱油、盐、味精各适量。

做法：

1.五花肉洗净切块；白菜洗净切条；粉条温水泡软。

2.五花肉放入高压锅中炖30分钟。

3.白菜放碗中，加酱油、盐腌制；锅烧热，放油，将腌好的白菜倒入翻炒。

4.粉条、花椒、大料、桂皮和适量水倒入高压锅中，再倒入白菜，炖至五花肉入味，加味精即可。

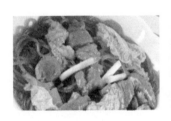

猪里脊

ricky

低热量、高蛋白的嫩瘦肉

营养成分表（g/100g可食部分）

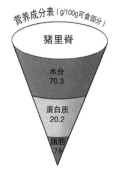

猪里脊

水分 70.3

蛋白质 20.2

脂肪 7.9

数据源于《中国居民膳食指南》

猪脊椎骨内侧的条状嫩肉称为猪里脊，其肉质较嫩，是猪肉中最细腻的瘦肉，筋腱少，口感嫩滑，易于消化，是家庭餐桌上最常见的食材，深受人们喜欢。与五花肉相比，里脊肉脂肪含量少，优质蛋白质含量高，因此具有低热量、高蛋白的特性。除此之外，里脊肉中富含维生素B₂、血红素铁等营养物质，对于贫血、气喘、眩晕、肌肉疲劳、畏寒、精神紧张等症状都有改善作用。

饮食禁忌

肥胖、血脂较高者不宜多食。

处理妙招

清洗干净，放入沸水中余烫去血水，再冲洗干净。猪里脊肉质嫩，筋腱少，切肉时最好顺着肉的纹理切。

无异味：优质猪里脊有天然的肉味，无异味及腥臭味。

有弹性：优质猪里脊按压有弹性，无淤血和液体流出。

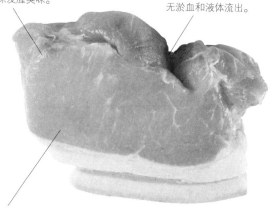

淡红色：优质猪里脊呈淡红色，切面有光泽。

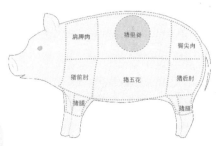

中国营养协会推荐
—— 餐桌上的膳食宝塔

猪里脊中蛋白质含量高达20.9%，属于完全蛋白质，包括人体必需的各种氨基酸。由于比例最接近人体需要，因此极易被人体吸收。

此外，猪肉还富含铁、磷、钾等。铁是血红蛋白的所需成分，具有预防贫血、促进血液循环、保持气色红润的功效。一旦摄入不足，便会出现缺氧、眩晕等贫血症状。磷是制造骨骼和牙齿的主要成分，能让神经和肌肉功能保持正常；钾能维持细胞内外的渗透压，还能抑制因钠引起的血压升高。

—— 来源于《中国居民膳食指南》

针对症状

贫血	▶ 里脊蛋枣汤 P36
肌肉疲劳	▶ 肉丝炒菠菜 P37
神经紧张	▶ 莲子百合煲肉 P37
消化不良	▶ 陈皮丝里脊肉 P37

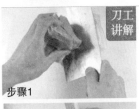

步骤1

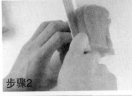

步骤2

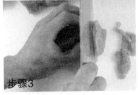

步骤3

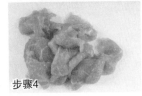

步骤4

刀工讲解

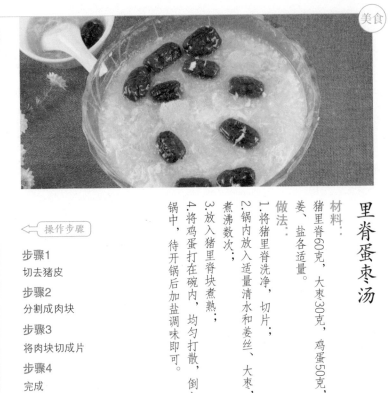

操作步骤

步骤1
切去猪皮

步骤2
分割成肉块

步骤3
将肉块切成片

步骤4
完成

里脊蛋枣汤

材料：
猪里脊60克，大枣30克，鸡蛋50克，姜、盐各适量。

做法：
1. 将猪里脊洗净，切片；
2. 锅内放入适量清水和姜丝、大枣，煮沸数次；
3. 放入猪里脊块煮熟；
4. 将鸡蛋打在碗内，均匀打散，倒入锅中，待开锅后加盐调味即可。

猪里脊加大枣，有效防治贫血

猪肉中的维生素 B_1 可以促进糖类的代谢，所含的矿物质铁可以将肺中的氧气运往全身，对于贫血患者有一定的功效；大枣中富含铁，它对防治女性贫血有很重要的作用，因此猪肉和大枣搭配制成的里脊枣蛋汤防治贫血的功效显著。

此外，由于大枣中含有丰富的糖类和维生素C以及环磷酸腺苷等，对减轻各种化学药物对肝脏的损害有一定的帮助，并可以促进蛋白合成，以达到增加血清总蛋白含量的功效，因此这道菜还具有护肝作用，并可辅助治疗慢性肝炎和早期肝硬化。

肉类在饮食中的死对头

多食猪肝、菠菜，告别贫血

贫血是指血液中红细胞的数量或红细胞中血红蛋白的含量不足，是一种常见病。贫血有缺铁性贫血、先天性贫血、造血功能障碍贫血以及有毒物质引起的贫血。除了猪肉与大枣外，猪肝、菠菜、牛羊肉、干姜、桂圆也可以有效防治缺铁性贫血。

除了饮食上的改善，保证充足睡眠也是防治贫血的必要条件。

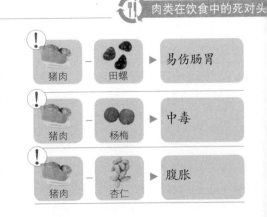

猪肉	田螺	易伤肠胃
猪肉	杨梅	中毒
猪肉	杏仁	腹胀

美食

肉丝炒菠菜

防癌抗癌，消除肌肉疲劳

猪里脊 　　　　　菠菜

膳食功效

　　菠菜富含铁、胡萝卜素，与猪里脊搭配食用具有防癌抗癌、防止衰老的功效，还可有效缓解肌肉疲劳。

材料：

猪里脊150克、菠菜300克、小虾15克，豆油、酱油、醋、味精、香油适量。

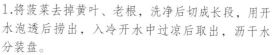

做法：

1.将菠菜去掉黄叶、老根，洗净后切成长段，用开水泡透后捞出，入冷开水中过凉后取出，沥干水分装盘。

2.猪里脊切丝；小虾用温水泡发；锅内放入豆油烧热，下入肉丝、菠菜、小虾煸炒，再加少许酱油、醋、味精、香油，拌匀即可。

莲子百合煲肉

宁心安神，缓解神经紧张

  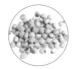

猪里脊 　　　　　莲子

膳食功效

　　百合有清心除烦，宁心安神的功效，百合与猪肉搭配可安神助睡眠，缓解神经紧张。

材料：

猪里脊250克、莲子30克、百合30克。

做法：

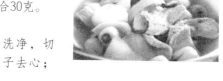

1.猪里脊洗净，切片；将莲子去心；百合洗净。

2.将莲子、百合、瘦猪肉放入锅中，加适量水，置文火上煲熟，调味后即可食用。

陈皮丝里脊肉

健脾和胃，改善消化不良

猪里脊 　　　　　陈皮

膳食功效

　　猪肉中所含蛋白质易于人体吸收，陈皮对胃肠道有温和刺激作用，二者合用可治疗消化不良。

材料：

陈皮5克，猪里脊60克，葱5克，辣椒2克，淀粉、葡萄酒和油各5克，冰糖10克。

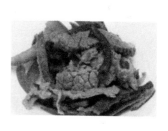

做法：

1.陈皮用温水泡10分钟，切丝；猪肉切片加入葡萄酒，用淀粉拌匀，放入油搅匀。

2.起油锅，转中火，放入猪肉片拌炒略熟，加入冰糖、陈皮丝炒匀，勾薄芡。起锅前撒入葱丝、辣椒丝即成。

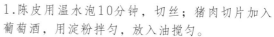

猪排骨

pork firmness

脆嫩可口的滋补佳品

猪剔去肉剩下附有少量肉的肋骨、脊椎骨和腿骨称为猪排骨，我们通常食用的都是猪背部整排平行的肋骨，肉层比较厚，并带有白色软骨，吃起来既有猪肉香滑多汁的口感，又可品尝到脆骨的脆嫩可口。

猪大排（即腿骨等大块猪排骨）经常被制作成营养丰富的排骨汤来食用，浓稠香滑的汤汁中富含人体骨骼和肌肉生长必不可少的钙质，而猪肋骨的烹饪方式则多种多样，炒、烧、蒸各具风味。

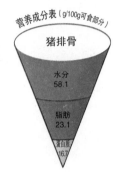

营养成分表（g/100g可食部分）

猪排骨

水分 58.1

脂肪 23.1

蛋白质 16.7

数据源于《中国居民膳食指南》

饮食禁忌

感冒发热期间禁止食用，急性肠道炎患者禁止食用。

保存方法

新鲜排骨可将其切成3~4厘米长的块状，装入保鲜袋中，放入冰箱冷冻保存，记得及早食用，否则会变得不新鲜。

优质猪排骨上的血丝鲜红，暗红则代表不新鲜。

优质猪排内侧适量带些白板油，骨髓洁白无异味。

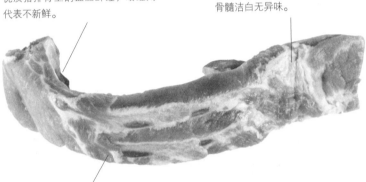

优质猪排骨闻起来有淡淡的肉腥味和特有的猪油香味。

中国营养协会推荐
—— 餐桌上的膳食宝塔

儿童、中老年人不妨多喝些猪骨汤

猪排骨中含有多种对人体具有营养、保健和滋补功效的营养物质，具有促进生长发育、延缓衰老、延年益寿的功效，儿童、中老年人尤其适合食用。猪排骨中所含的蛋白质、铁、钠等营养物质要远远高于鲜猪肉，其蛋白质含量是猪肉的2倍，铁含量是猪肉的2.5倍。

骨头的精华在汤里，经常喝些猪骨汤能及时补充人体所必需的骨胶原，可以增强骨髓造血功能，从而延缓衰老。但单纯靠喝骨头汤达不到补钙目的，因为骨头汤中钙含量微乎其微。—— 来源于《中国居民膳食指南》

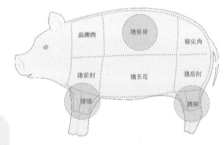

针对症状

腰腿酸软	▶ 板栗排骨汤 P39
食欲不振	▶ 双枣莲藕炖排骨 P3◀
皮肤老化	▶ 玉米排骨汤 P39
虚弱乏力	虚火上升

美食

板栗排骨汤

舒筋活络，改善腰腿酸疼

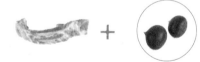

猪排骨 ＋ 栗子

膳食功效

　　栗子能维持骨骼的正常功能，排骨与栗子同食可缓解腰腿酸软、筋骨疼痛等症状。

材料：

猪排骨500克、栗子250克、胡萝卜1根、盐1小匙。

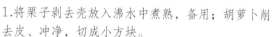

做法：

1.将栗子剥去壳放入沸水中煮熟，备用；胡萝卜削去皮、冲净，切成小方块。

2.排骨洗净放入沸水汆烫，捞出备用；之后将所有的材料放入锅中，加水至盖过材料。

3.大火煮开后，再改用小火煮30分钟左右，煮好后加入适当的调味料即可。

双枣莲藕炖排骨

清热凉血，健胃消食

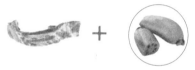

猪排骨 ＋ 莲藕

膳食功效

　　莲藕具有清热凉血、健脾生肌、开胃消食等功效，排骨与莲藕同食可健胃消食。

材料：

猪排骨250克，莲藕600克，莲子200克，山药200克，红枣、黑枣各10颗，沙参25克，茯苓100克，芡实100克，薏米100克，盐2小匙。

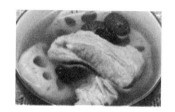

做法：

1.排骨洗净，在沸水中汆烫，去除血水。

2.莲藕洗净，削皮，切块；红枣、黑枣洗净，去掉核。

3.将所有材料放入锅中，加适量清水至盖过所有材料，煮沸后转小火，炖40分钟左右，起锅前加入盐即可。

玉米排骨汤

润肠通便，延缓衰老

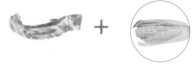

猪排骨 ＋ 玉米

膳食功效

　　玉米富含不饱和脂肪酸和膳食纤维，猪肉与玉米同食具有润肠通便、延缓衰老的功效。

材料：

猪肋排500克，玉米适量，党参、黄芪各3钱，盐适量。

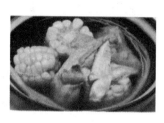

做法：

1.玉米洗净，剁成小块，排骨以沸水汆烫过后备用。

2.将所有材料一起放入锅内，以大火煮开后，再以小火炖煮40分钟，起锅前加少许盐调味即可。

猪肘子

pork shoulder

富含胶原蛋白，美容养颜功效强

猪腿与身体相连的部分称为猪肘子，分为前肘和后肘。

前肘又称蹄膀、瘦肉多、皮厚、筋多、胶质重，常常带皮烹饪，肥而不腻；后肘又称后蹄，质量较前肘差，皮老韧，结缔组织较前肘量多。猪肘子除了含有一般猪肉所富含的饱和脂肪酸和血红素铁外，还富含蛋白质，特别是胶原蛋白含量较高，因此具有滋润肌肤、使肌肤弹性有光泽的功效。此外，猪肘子还具有和血脉、填肾精、健腰脚的功效。

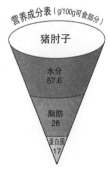

营养成分表（g/100g可食部分）

猪肘子

水分 57.6

脂肪 28

蛋白质 17

数据源于《中国居民膳食指南》

优质猪肘子色泽红亮，表面无异物，无霉斑。

优质猪肘子具有天然的猪肉香味，无异臭。

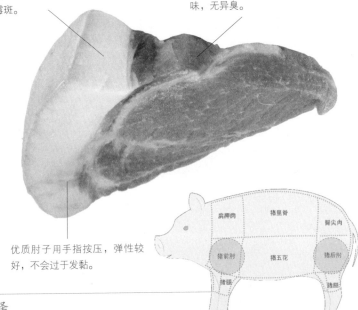

肩胛肉　猪里脊　臀尖肉

猪前肘　猪五花　猪后肘

猪腿　猪蹄

优质肘子用手指按压，弹性较好，不会过于发黏。

饮食禁忌

脂肪含量较高，肥胖者、高血压、冠心病等疾病患者应少食。

处理妙招

处理肉皮时一定要先刮净肥油，最好能煮至六成熟后再刮一次，以免油脂溢出，影响口感。

东坡肘子

美食

▶ 令肌肤弹性有光泽

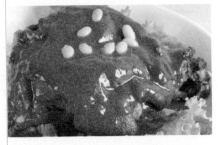

材料：
猪肘子500克、雪山大豆50克、葱段、姜片、料酒、盐、味精各适量

做法：
1.将肘子刮洗干净，顺骨划切一刀，放水中煮透，捞出剔去肘骨备用。
2.将肘子和肘骨放入砂锅，将煮蹄膀的原汤倒入，放葱、姜、料酒，大火烧开。
3.雪山大豆洗净，放入砂锅，盖盖子，小火炖3小时。
4.煮至用筷子轻戳肉皮即烂为止，放盐、味精即可。

功效：
雪山大豆富含蛋白质、B族维生素、钙等营养物质，是豆中的营养之王，经常食用可以增强机体的免疫力，还具有防癌抗癌的功效。雪山大豆与猪肘子搭配食用具有滋润肌肤的功效，可以令肌肤弹性有光泽。

猪肚

pork tripe

健脾益胃、安五脏、补虚损

猪肚就是猪的胃。猪肚含有蛋白质、脂肪、碳水化合物，维生素及钙、磷、铁等营养物质，具有健脾益胃，安五脏，补虚损的功效，适用于辅助治疗虚劳赢弱，泄泻、下痢，消渴，小便频数，小儿疳积等症，适合气血虚损、身体瘦弱者食用。同时猪肚也能与其他食材配食用能消食开胃，与山药、黄芪、胡萝卜搭配食用可以强壮肌肉，不过与杨梅搭配易引起中毒。

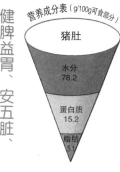

营养成分表（g/100g可食部分）

猪肚

水分 78.2

蛋白质 15.2

脂肪 5.1

数据源于《中国居民膳食指南》

与之连接的胃底部应无血块或发黑发紫的组织。

新鲜猪肚橙黄白色，黏液较多，肚内无颗粒，弹性较好。

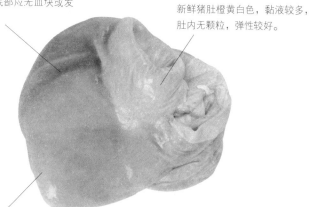

肩胛肉　猪里脊　臀尖肉
猪前肘　　猪五花　　猪后肘
猪蹄　　猪腿

饮食禁忌

感冒初期、大病或久病初愈的人禁止食用。

处理妙招

将猪肚煮熟后切成长条，放在碗中，加水放进锅中蒸，猪肚会涨大一倍，口感香嫩。

新鲜猪肚应该是没有臭味和异味的，若有则是变质或是病变猪肚。

猪肚炖莲子

美食

▶ 清心安神，调理肠胃

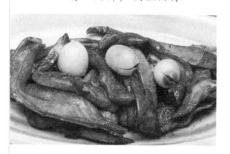

材料：
猪肚1副、莲子40颗、香油、食盐、葱、姜、蒜各适量。

做法：

1.猪肚洗净，刮除残留在猪肚里的油；莲子用清水泡发，去除莲子心，放入猪肚内，用线缝合猪肚。

2.将猪肚放入沸水中余烫一下，接着清炖至猪肚完全熟烂。

3.捞出洗净，将猪肚切成丝，与莲子一起装入盘中，加各种调味料拌匀即可。

功效：
莲子甘能补脾，平能实肠，涩能固精，世人喜食，老少咸宜。这道美食具有补脾益肺、养心益肾和固肠等作用，能够缓解心悸、失眠、体虚、遗精、慢性腹痛等症状。

猪腰

pigs kidney

以肾补肾，强壮『先天之本』

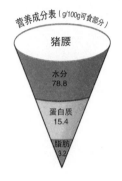

营养成分表（g/100g可食部分）

猪腰

水分 78.8

蛋白质 15.4

脂肪 3.2

数据源于《中国居民膳食指南》

猪腰，又称猪肾，富含蛋白质、脂肪、核黄素、维生素A、钙、磷、铁等营养物质，具有补肾益气、固精壮阳的功效。

中医中有『以脏养脏』之说，认为食用动物肾脏具有补肾益精的作用，因此经常食用猪肾对于肾气虚弱之人有很好的滋补作用。肾乃『先天之本』，脾乃『后天之本』二者相互影响，当肾阳虚时，也会引起脾阳虚。因此，食用猪腰还具有补脾益气的功效，对脾功能也有改善作用。

饮食禁忌

猪腰含有较为丰富的胆固醇，因此高胆固醇者应避免过多食用。

保存方法

将猪腰用保鲜袋装好，放入冰箱冷冻室保存即可。

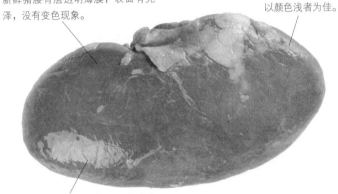

新鲜猪腰有层透明薄膜，表面有光泽，没有变色现象。

新鲜猪腰质地脆嫩，以颜色浅者为佳。

购买时观察表面，选择没有血点的，有血点的为劣质猪腰。

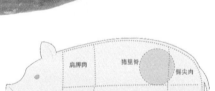

扇脾肉　猪里脊　臀尖肉
猪前肘　　猪五花　　猪后肘
猪腿　　　　　　　　　蹄髈

中国营养协会推荐
—— 餐桌上的膳食宝塔

多食强肾食物，告别肾虚

肾脏有保持人体精力充沛、强壮矫健的功能。肾阳虚表现为身体怕冷，手脚偏凉；肾阴虚表现为身体怕热，腰腿酸软。女性则月经少、经血色暗，甚至有血块，提早绝经；男性则尿急尿频，四十岁以后性欲减退、骨弱无力、贫血眩晕。

蒜、桑葚、栗子、菜花、小米、蕨菜、绿豆、豇豆、榴莲、芡实、开心果等食物有强肾功效，平时应经常食用。

—— 来源于《中国居民膳食指南》

针对症状

肾虚腰痛	▶ 木耳炒腰花 P43
肾虚遗精	▶ 韭黄拌腰丝 P43
肾虚耳聋	▶ 核桃炒腰花 P43
肾虚水肿	小便不利

美食

木耳炒腰花
补养五脏，改善肾虚腰痛

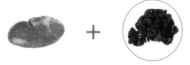

猪腰　　　　　黑木耳

膳食功效

黑木耳有滋养益胃、和血营养、润肺养阴、止血等作用。二者搭配可以补养五脏，改善肾虚腰痛。

材料：

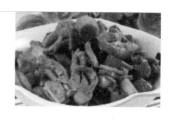

猪腰400克，黑木耳100克，红辣椒1个，盐、鸡精、酱油、葱丝、姜丝、料酒各适量。

做法：

1.猪腰去筋，放清水中泡涨，捞出沥干切片。

2.木耳泡发洗净，红辣椒去籽去蒂并洗净切丝。

3.锅中放水、葱姜烧开，加猪腰焯熟，捞出沥干。

4.油锅烧热，放木耳翻炒数下，加猪腰、辣椒、料酒、酱油、盐翻炒至熟，放鸡精炒匀即可。

韭黄拌腰丝
助阳固精，改善肾虚遗精

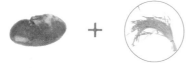

猪腰　　　　　韭黄

膳食功效

韭黄具有温补肝肾、助阳固精的功效。韭黄与猪腰搭配食用可使壮肾功效加倍，有效改善肾虚遗精。

材料：

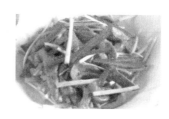

猪腰300克，韭黄200克，红辣椒1个，盐、鸡精、白糖、酱油、辣椒油、香油各适量。

做法：

1.猪腰洗净切丝，放入沸水中焯熟，捞出沥干备用。

2.韭黄择洗干净切段，红辣椒去籽去蒂并洗净切丝。

3.将猪腰、韭黄、辣椒丝放入碗中，加入所有调味料调匀，淋上香油即可食用。

核桃炒腰花
减缓衰老，改善肾虚耳聋

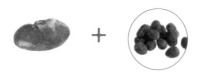

猪腰　　　　　核桃

膳食功效

核桃能够去除附着于血管上的胆固醇，可减缓衰老、美颜。韭黄与猪腰搭配食用可有效改善肾虚耳聋。

材料：

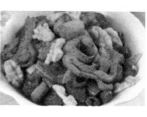

猪腰200克，核桃仁适量，盐、鸡精、酱油、料酒、葱、醋、淀粉各适量。

做法：

1.猪腰洗净切片，加入醋、盐腌至入味，放入淀粉上浆。

2.水锅烧沸，放核桃仁浸泡10分钟，用牙签剔去皮膜，然后放入油锅炸熟。

3.油锅烧热，放猪腰炒香，加料酒、酱油、盐、鸡精继续翻炒至熟。

4.淀粉勾兑成汁，淋入锅中，放上核桃仁炒匀，撒上葱花即可。

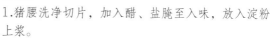

猪肝

pork liver

预防眼科病症的『天然维生素A』

猪肝的营养含量丰富，最突出的是维生素A的含量。维生素A只存在于动物性食物当中，对于保护眼睛的健康、预防眼科病症具有非常重要的作用，因此猪肝可谓是『天然的维生素A』。经常科学地食用猪肝可使视力维持在健康状态，预防干眼病、夜盲症等眼疾。

除此之外，猪肝中铁、磷、钾等矿物质的含量也都超过奶、蛋、肉、鱼等食品。猪肝食用不可过量，否则会引起维生素A中毒。

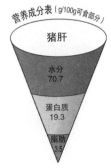

营养成分表（g/100g可食部分）

猪肝

水分 70.7

蛋白质 19.3

脂肪 3.5

数据源于《中国居民膳食指南》

饮食禁忌

高胆固醇、高血压、冠心病和肝病患者应少量食用。

保存方法

食用不完的鲜肝放置不好就会变色变干。可以在鲜肝表面涂少许油，放入冰箱，可保持原来的鲜嫩。

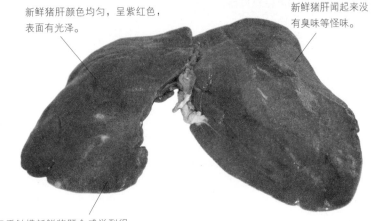

新鲜猪肝颜色均匀，呈紫红色，表面有光泽。

新鲜猪肝闻起来没有臭味等怪味。

用手触摸新鲜猪肝会感觉到很坚实、有弹性，并且表面无硬块、黏液、脓肿等。

猪里脊　肾尖肉

扇膀肉

猪前肘　猪五花　猪后肘

猪腿　猪腿

中国营养协会推荐
—— 餐桌上的膳食宝塔

保护视力，合理摄取维生素A

猪肝中富含的维生素A是构成视觉感光物质的重要原料，具有防止眼睛干涩与疲劳、提高眼睛在较暗光线下的适应能力等功效。人体缺乏维生素A，会引发干眼病、夜盲症、白内障等眼部疾病。

建议学生、电脑族等经常使用眼睛的人，每天合理摄取一定量的维生素A，除猪肝外，其他动物肝脏、鱼类、海产品、奶油和鸡蛋等动物性食物都富含维生素A，可搭配蔬果食用。

—— 来源于《中国居民膳食指南》

针对症状

眼睛干涩	▶ 猪肝炒芹菜 P45
贫 血	▶ 腐竹猪肝汤 P45
皮肤粗糙	▶ 苦瓜炒猪肝 P45
夜盲症	感 冒

美食

猪肝炒芹菜

缓解眼睛干涩

 +

猪肝　　　　　芹菜

膳食功效

　　芹菜富含膳食纤维可减少猪肝的脂肪在人体的储存，同时猪肝富含维生素A，可以缓解眼睛干涩。

材料：
芹菜100克，猪肝200克，姜、沙拉油、精盐、料酒、味精各适量。

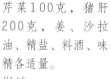

做法：
1.芹菜洗净，切成3厘米长的段；姜切丝。
2.猪肝洗净，切成薄片，用精盐腌制片刻。
3.开火，在锅中倒入油，放入姜丝，煸炒出香味，然后放入猪肝。待猪肝变色后放入片菜。
4.向锅中加精盐、料酒、味精，翻炒至芹菜断生，即可装盘。

腐竹猪肝汤

补血补气，预防贫血

 +

猪肝　　　　　腐竹

膳食功效

　　腐竹的原材料是含有优质蛋白质的大豆，因此具有补中益气的功效，配合猪肝则可以有效预防贫血。

材料：
猪肝100克，腐竹100克，香菇50克，盐、味精、麻油、胡椒粉、醋、姜丝、蒜苗各适量。

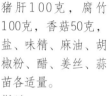

做法：
1.猪肝洗净，切薄片；腐竹、香菇放水中浸泡。
2.将盐、味精、醋调成调味汁，将猪肝放入腌一会。
3.将腐竹切段，汤锅内加姜丝烧开，放入猪肝、腐竹、香菇。
4.煮熟后，加盐、胡椒粉调味，撒上蒜苗增加色度，淋上麻油即可。

苦瓜炒猪肝

美白润肤，改善皮肤粗糙

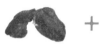 +

猪肝　　　　　苦瓜

膳食功效

　　苦瓜中富含维生素C，具有美白润肤的功效，与富含维生素A的猪肝搭配食用可改善皮肤粗糙。

材料：
苦瓜125克，猪肝250克，蒜片、料酒、酱油、香油、盐、味精各适量。

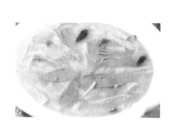

做法：
1.苦瓜洗净、去籽，放入盐水中腌渍5分钟去苦味，切块。
2.猪肝洗净，切成薄片，加料酒、盐腌渍10分钟，再用开水焯后、沥干。
3.锅内放入香油，烧热后，放苦瓜翻炒，加酱油、料酒略烹，再加猪肝翻炒，最后下味精、蒜片调入味后即成。

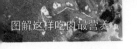

猪血

pork blood

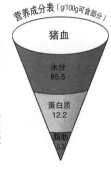

营养成分表（g/100g可食部分）

猪血
水分 85.5
蛋白质 12.2
脂肪 0.3

数据源于《中国居民膳食指南》

清肠解毒、补血美容的『液态肉』

猪血，又称血豆腐、血花等，味甘、苦，性温，富含蛋白质、磷、钙等营养成分。由于营养丰富、便于咀嚼、易于消化，因此素有『液态肉』之称。

猪血富含的血浆蛋白被胃酸分解后会产生一种物质，可以加速排出进入人体的外源杂质，还可以清除宿便，因此具有极强的清肠排毒功效。此外，猪血富含铁，具有补血、美容的功效，对贫血而面色苍白的人尤为适用。

饮食禁忌

猪血中富含铁，过量食用会造成铁中毒，影响人体对其他矿物质的吸收，建议普通人每周食用不超过2次。

保存方法

新鲜猪血在放入冰箱前可在表面撒些盐，可起到保鲜作用。

优质猪血一般呈暗红色，劣质猪血颜色十分鲜艳。

由于血中含有气体，因此加热后会出现较均匀的气孔，这是判断优质猪血的首要标准。

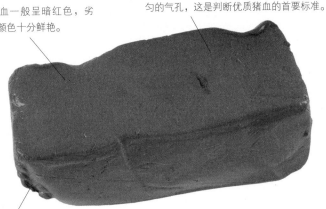

优质猪血摸起来比较硬且容易碎；劣质猪血柔嫩，表面较光滑。

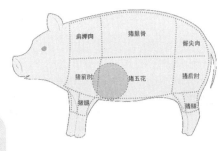

扁排肉　猪里脊　臀尖肉
猪前肘　猪五花　猪后肘
猪蹄　　　　　猪踝

中国营养协会推荐
—— 餐桌上的膳食宝塔

常吃清肠食物，预防肠癌

猪血中富含的血浆蛋白经人体胃酸和消化液中的酶分解后，会产生一种清肠解毒的物质。这种物质可以与人们不小心食入和吸入的粉尘、颗粒、头发及有害金属发生化学反应，使其成为不易被人体吸收的废物，从而被排泄出人体，起到清肠的作用，有效预防肠癌。

此外，红薯、绿豆、黄瓜、黑木耳、苹果、魔芋等食物也都具有清肠排毒的功效，建议在日常饮食中搭配摄入。

—— 来源于《中国居民膳食指南》

针对症状

便 秘	▶ 猪血酸菜汤 P47
贫 血	▶ 猪血菠菜汤 P47
面色苍白	▶ 猪血豆腐汤 P47
头晕目眩	身体虚弱

美食

猪血酸菜汤
清肠排毒，预防便秘

猪血　　　　　酸菜

膳食功效

　　酸菜富含的乳酸菌可维持胃肠生理功能。猪血有清肠排毒的功效，二者搭配可有效保护肠胃，预防便秘。

材料：
酸菜100克，猪血200克，姜片、葱花各少许，盐适量。

做法：
1.将酸菜洗净，切成丝，猪血洗净，切成厚片。
2.在汤锅内加水适量，将酸菜、猪血和姜片、葱花都放入锅内，用大火煮开。
3.加适量盐调味即可。

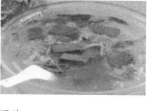

猪血菠菜汤
预防缺铁性贫血

猪血　　　　　菠菜

膳食功效

　　菠菜中的铁元素含量居蔬菜之首，与同样富含铁的猪血搭配可有效预防缺铁性贫血。

材料：
猪血300克，菠菜200克，盐、鸡精、葱、香油各适量。

做法：
1.菠菜择洗干净，切段；葱洗净，切段；猪血洗净，切块。
2.油锅置火上烧热，放入葱段炒香，加入适量清水煮开。
3.放入猪血煮开，加入菠菜段、盐、鸡精煮至变色，淋入香油即可。

猪血豆腐汤
补血养颜，改善气色

猪血　　　　　豆腐

膳食功效

　　豆腐营养丰富，具有高蛋白、低热量的特点，可补中益气、强身健体。二者搭配可补血养颜，改善气色。

材料：
猪血、豆腐各75克，植物油、料酒、鸡精、盐、胡椒粉、香菜末各适量。

做法：
1.猪血、豆腐分别切小块，焯水，洗净备用。
2.锅烧热，放入植物油，再放入猪血块和豆腐块滑炒。
3.加入料酒去腥，倒入适量清水、鸡精、盐、胡椒粉。
4.大火烧开后向锅中撒入香菜末即可。

猪大肠

pork intestines

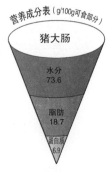

润肠通便，维持大肠正常功能

猪肠主要作用是输送和消化食物，由于含有适量的脂肪，但并不像猪肚那样厚，因此有很强的韧性，口感筋道。猪肠主要分为大肠、小肠和肠头。

三个部分的脂肪含量各不相同，其中肠头最肥，小肠最瘦，大肠适中。

猪大肠，又名肥肠、性寒，味甘，具有润肠通便、润燥补虚、止渴止血等功效，一般人都可食用，尤其适合出现虚弱口渴、脱肛、痔疮、便血、便秘、小便频多等症的患者食用。

营养成分表（g/100g可食部分）

猪大肠

水分 73.6

脂肪 18.7

蛋白质 6.9

数据源于《中国居民膳食指南》

饮食禁忌

肥胖者、高血脂症患者、痛风患者尽量少食用。

保存方法

当天烹饪可将大肠放在清水内浸泡，最好加入冰块，放在阴凉处即可；隔日烹饪则需放入冰箱冷冻保存。

优质猪大肠呈淡粉色，劣质猪大肠呈淡绿色或灰绿色。

优质猪大肠黏液多，质稍软，具有韧性；劣质猪大肠组织软，无韧性，易断裂。

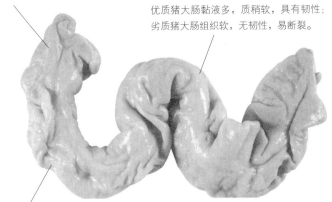

优质猪大肠异味轻，不带粪便及污物；劣质猪大肠有恶臭味。

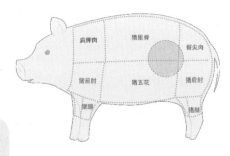

肩胛肉　猪里脊　臀尖肉
猪前肘　猪五花　猪后肘
猪腱　　　　　　猪蹄

中国营养协会推荐
—— 餐桌上的膳食宝塔

老年人宜多食粗粮，少食动物内脏

猪大肠等动物内脏含有较多的胆固醇，老年人经常食用容易诱发心脑血管疾病，因此应该尽量少食。日常饮食中可以多摄入小米、绿豆、黑芝麻、薏米、黑豆、红豆等粗粮，粗粮具有以下几点好处：

1.有效防治心脑血管疾病。粗粮中的膳食纤维可以减少肠道对胆固醇的吸收，降低血胆固醇水平。

2.调节血糖。据研究显示，粗粮食用后血糖变化要小于精制米面，有助于调节血糖。

—— 来源于《中国居民膳食指南》

针对症状

便秘	▶ 水煮白菜肥肠 P49
便血	▶ 白果大肠煲 P49
痔疮	▶ 无花果木耳猪肠汤 P49
虚弱口渴	小便频多

美食

水煮白菜肥肠

通利肠胃，改善便秘

猪大肠　　　　白菜

膳食功效

　　白菜富含膳食纤维，炖煮后有助于消化，适合肠胃不佳者食用。二者搭配食用可通利肠胃，改善便秘。

材料：
猪大肠400克，白菜小半棵、姜片、葱花、蒜末、油、料酒、酱油、豆瓣酱、胡椒粉、盐、味精各适量。

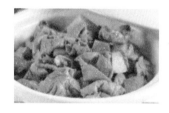

做法：
1.猪大肠洗净，切块。
2.将猪大肠煮熟，捞出待用。
3.将适量油倒入锅中，烧热后放葱、姜、蒜、豆瓣酱爆香，倒入适量开水、料酒和酱油烧开。
4.将猪大肠和白菜倒入锅中，煮至沸腾，撒入味精、盐和胡椒粉即可。

白果大肠煲

滋润黏膜，改善便血

猪大肠　　　　白萝卜

膳食功效

　　白萝卜具有滋润黏膜、清除肠热、通便止血等功效，与猪大肠搭配食用可有效改善便血。

材料：
猪大肠600克，白萝卜300克，鲜白果100克，胡萝卜50克，姜片、鸡粉、盐各适量。

做法：
1.猪大肠洗净，切块；白萝卜、胡萝卜洗净，切块。
2.将猪大肠、白果、白萝卜、胡萝卜放入滚水中，余烫2分钟，捞起，沥干。
3.锅烧热，加油，先爆香姜片，加调味料、猪大肠、白果、白萝卜、胡萝卜，拌炒均匀，转小火，加水，煮约2分钟即可。

无花果木耳猪肠汤

凉血止血，改善痔疮

猪大肠　　　　黑木耳

膳食功效

　　黑木耳具有凉血止血的功效，猪大肠有益肠道，二者搭配食用可辅助治疗久泻脱肛、便血、痔疮等症。

材料：
猪大肠400克，黑木耳20克，红枣3颗，无花果50克，荸荠100克，花生油、淀粉、盐各适量。

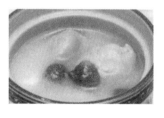

做法：
1.无花果、黑木耳和荸荠洗净，前两者浸泡1小时，荸荠去皮；猪大肠用花生油、淀粉反复搓揉，去腥味和黏液，冲洗干净，过水。
2.取适量清水放入瓦煲内，煮沸后加入以上材料，煮沸后改用小火煲3小时，最后加盐调味即可。

猪小肠

Small intestine of pig

内壁油脂多，清洗是关键

猪小肠是负责消化吸收的器官，内壁具有较多的油脂，因此食用前去除油脂显得尤为重要。可以将小肠翻面，用清水冲洗内壁，再放入面粉中反复抓洗，去除表面黏液。再用清水冲洗干净后放入沸水中汆煮2分钟去除腥气，然后用冷水冲洗干净，最后再将猪小肠放入清水煮制10分钟即可。

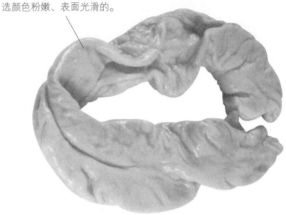

选购处理过的猪小肠要选择表面不带黏液、没有异味的；如果挑选没有经过处理的猪小肠，则要选颜色粉嫩、表面光滑的。

养生妙方

四神汤：将处理好的250克猪小肠剪成3厘米长斜段。将30克的薏米和莲子、20克芡实、10克茯苓放锅中，加清水，大火烧沸后放猪小肠，改小火煮30分钟。加盐和米酒即可。

营养成分表（g/100g可食部分）

猪小肠
水分 85.4
蛋白质 10
脂肪 2

猪脑

pig brain

特定患者可食，常人不宜多食

虽然猪脑中钙、磷、铁的营养含量比猪肉高，但其胆固醇含量确是常见食物中最高的，100克猪脑中就含有3100毫克胆固醇，因此高胆固醇、冠心病、高血压、动脉硬化等患有心脑血管疾病的人群应避免食用，常人也不宜多食，尤其是男性。猪脑具有补虚、益气的功效，较适用于体质虚弱者、偏头痛患者。

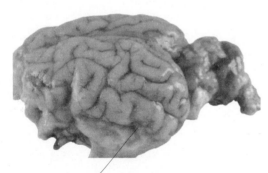

新鲜猪脑颜色粉红透白，不蔫水，无杂质。制作猪脑时将其泡在冷水中，用镊子挑去筋膜和血丝，否则会很腥，且口感不好。

养生妙方

天麻猪脑羹：将1个猪脑、10克天麻放入锅中，加适量清水，小火炖煮约1小时，至汤稠，捞去药渣，饮汤食脑。本方平肝熄风、定惊止痛，可辅助治疗偏头痛。

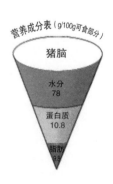

营养成分表（g/100g可食部分）

猪脑
水分 78
蛋白质 10.8
脂肪 9.9

猪心

pig hearts

猪心营养丰富，素来被用作安神定惊、养心补血的养生食材。猪心含有蛋白质、脂肪、维生素B₁、维生素B₂、维生素C、烟酸以及钙、磷、铁等营养素，食用猪心虽然不能完全防止心脏器质性病变，但却可以供给心肌营养、增强心肌收缩力，对于功能性或神经性心脏疾病的痉愈有非常重要的改善作用。猪心常用来改善精神分裂症、精神恍惚、心悸、怔忡、心虚失眠、夜寐多梦、多汗、自汗等症。

营养成分表 (g/100g可食部分)

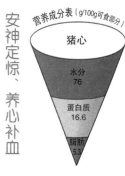

猪心	
水分	76
蛋白质	16.6
脂肪	5.3

数据源于《中国居民膳食指南》

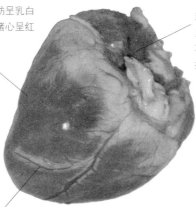

新鲜猪心呈红色，脂肪呈乳白色或微红色；不新鲜猪心呈红褐色，脂肪污红。

新鲜猪心挤压有鲜红血液或血块排出，血不凝固；不新鲜猪心挤压不出血液。

新鲜猪心组织结实有弹性，不新鲜猪心组织松软无弹性。

🧍 饮食禁忌

高胆固醇者忌食。

🍃 清洗方法

将猪心放在面粉中"滚"一下，放置1小时后清洗，再烹炒，其味道纯正。

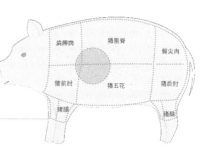

扇骨肉	猪里脊	臀尖肉
猪前肘	猪五花	猪后肘
猪蹄		猪脚

安神猪心汤

（美食）

▶ 养心安神，补血益智

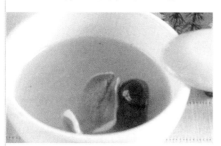

材料：
猪心1个，桂圆适量，红枣若干颗，盐、鸡精、葱段、姜丝、香油等各适量。

做法：
1.将猪心一切为二，挤出血水，冲洗干净。
2.红枣泡发洗净，桂圆去皮去核。
3.炖锅置上，加入清汤烧开，放入葱段、姜丝、桂圆、红枣及猪心炖1小时，加入盐、鸡精，调匀即可。

功效：
桂圆含有丰富的葡萄糖、蔗糖及蛋白质，含铁量也较高，在提高热能、补充营养的同时，又能促进血红蛋白再生以补血，有镇静作用，对神经性心悸有一定的功效。桂圆与猪心配合食用，可起到养心安神、补血益智的功效。

猪舌头

pig tongue

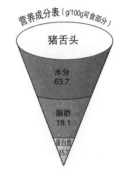

为人体补充矿物质钾

猪舌头，又称口条、招财。

猪舌头肉质坚实，无骨，无筋膜、韧带，熟后无纤维质感，深受人们喜欢。猪舌头不仅含有丰富的蛋白质、维生素A、烟酸等，还含有较多的钾、铁、硒等矿物质。钾可以帮助将人体内的钠排出体外，具有抑制血压上升的功能，还能调整心脏功能与肌肉功能，而食用猪舌可以帮助补充人体内的钾。

此外，猪舌头性平，味甘、咸，具有滋阴润燥的功效。

营养成分表（g/100g可食部分）

猪舌头	
水分	63.7
脂肪	18.1
蛋白质	15.7

数据源于《中国居民膳食指南》

饮食禁忌

猪舌头含有较高的胆固醇，凡胆固醇偏高者不宜食用猪舌头。

清洗方法

将猪舌头在碱水中反复搓洗，冲洗干净，然后放入锅中焯水；将焯过水的猪舌头上的白苔刮干净。

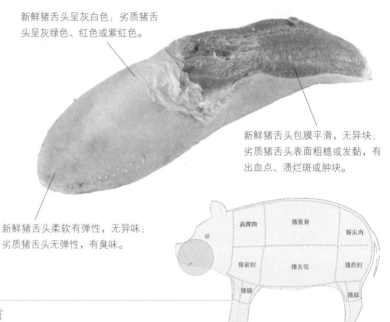

新鲜猪舌头呈灰白色；劣质猪舌头呈灰绿色、红色或紫红色。

新鲜猪舌头包膜平滑，无异块；劣质猪舌头表面粗糙或发黏，有出血点、溃烂斑或肿块。

新鲜猪舌头柔软有弹性，无异味；劣质猪舌头无弹性，有臭味。

（猪肉分割图：肩胛肉、猪里脊、臀尖肉、猪前肘、猪五花、猪后肘、猪腿、猪蹄）

冬笋猪舌

 美食

▶ 改善酸性体质

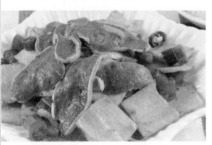

材料：

猪舌1个，冬笋300克，盐、鸡精、料酒、酱油、淀粉等适量。

做法：

1. 冬笋去皮，洗净，煮熟，切薄片；淀粉勾兑成汁。
2. 猪舌洗净，放开水中焯去白膜，捞出切片。
3. 油锅烧热，放入冬笋翻炒数下，铲出。
4. 油锅重新烧热，放入猪舌翻炒数下，加入料酒、酱油、盐、鸡精继续翻炒2分钟，加入冬笋，淋入芡汁，炒匀即可。

功效：

竹笋属于低脂肪、高营养的绿色蔬菜，含有蛋白质、膳食纤维、B族维生素、维生素E及钾、钙等多种营养素，是重要的碱性食物。竹笋与猪舌头搭配食用可以改善酸性体质，提高人体的抗病能力。

猪耳朵

pig ear

补虚健脾，美容除皱

猪耳朵含有胶原蛋白、脂肪、糖类、维生素及钙、磷、铁等营养素，具有补虚损、健脾胃的功效，适含气血虚损、身体瘦弱者食用。此外，还具有软化血管、抗凝血的功效，可改善造血功能、加速皮肤损伤愈合，具有保健美容的作用，经常食用对于改善皮肤粗糙、去除皱纹有很大的帮助。

猪耳朵不仅营养丰富，口感更是深受人们喜爱。猪耳朵吃到口中又柔韧又香脆，味道鲜香不腻，经常被做成卤猪耳来食用。

营养成分表（g/100g可食部分）

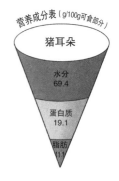

猪耳朵
水分 69.4
蛋白质 19.1
脂肪 11.1

数据源于《中国居民膳食指南》

🔧 处理妙招

焯猪耳朵时先将水烧开，放入猪耳朵焯约8分钟，猪耳朵遇热肉质收紧，成品口感发脆。

🍃 清洗方法

用镊子将猪耳朵表面、耳膜、断面的毛全部去除干净，放入加有盐和陈醋的水中反复搓洗，最后冲洗干净。

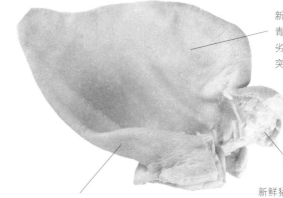

新鲜猪耳朵表面无青筋，肉质软嫩；劣质猪耳朵表面有突出的青筋。

尽量挑选小片的猪耳朵，里面的软骨比较细薄，嚼感适中。

新鲜猪耳朵的断面呈现粉红色，不发黑发紫。

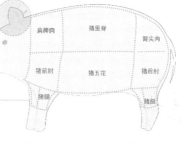

鲜鱿脆耳

（美食）

▶ 补虚润肤，缓解脑疲劳

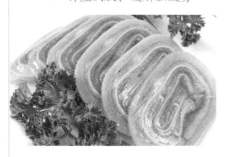

材料：
鱿鱼、猪耳朵各适量，盐、料酒、八角、桂皮、姜片、酱油、花椒各适量。

做法：
1.鱿鱼泡发，洗净；猪耳处理干净。
2.将适量的水倒入锅中，接着将盐、料酒、八角、桂皮、姜片、酱油、花椒放入锅中烧开。
3.将猪耳和鱿鱼倒入锅中，小火炖煮至烂熟入味。
4.关火，将鱿鱼和猪耳朵捞出，将鱿鱼和猪耳朵卷在一起，放在冰箱里冷冻一晚。
5.将制好的鲜鱿脆耳切成薄片，即可装盘食用。

功效：
本道美食除富含蛋白质、硒、碘、锰、铜等微量元素的含量也十分丰富，可有效缓解脑疲劳，还具有补虚润肤、滋阴养胃的作用，适于脑力劳动者和生长期儿童、青少年

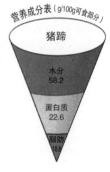

猪蹄

pettitoes

香嫩猪蹄，媲美于熊掌的美味佳肴

猪蹄，分为两种，前蹄称为猪手，后蹄称为猪脚。猪蹄中的脂肪含量一般较肉类来说少很多，且含有非常丰富的胶原蛋白，具有增加肌肤弹性、促进生长发育、延缓衰老的功效，非常适合爱美女性、青少年以及老年人食用。又因猪蹄口感香滑富有弹性，因此人们将之称为「媲美于熊掌的美味佳肴」。猪蹄常常被做成卤味，可谓一道不错的下酒菜，由于其突出的滋补功效，也常常被做成汤品来食用。

营养成分表（g/100g可食部分）

猪蹄

水分 58.2

蛋白质 22.6

脂肪 18.8

数据源于《中国居民膳食指南》

饮食禁忌

慢性肝炎、胆囊炎、胆结石等症患者最好不要食用猪蹄。

保存方法

不烹饪的猪蹄最好装在保鲜袋中放入冰箱冷冻保存，烹饪时可以用微波炉解冻，或是直接用开水煮。

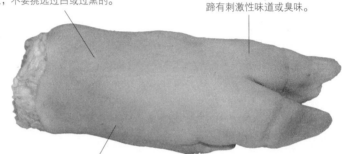

一看颜色，新鲜猪蹄的颜色接近肉色，不要挑选过白或过黑的。

二闻味道，新鲜猪蹄有肉的味道，经化学物质处理或变质的猪蹄有刺激性味道或臭味。

三挑有筋的，这种猪蹄胶原蛋白丰富，且口感筋道。

中国营养协会推荐
—— 餐桌上的膳食宝塔

胶原蛋白——令肌肤持久保持水润亮泽

胶原蛋白是一种由生物大分子组成的胶类物质，是构成人体肌腱、韧带及结缔组织最主要的蛋白质成分，占人体蛋白质含量的三分之一。

胶原蛋白的三大功效：

1.美容养颜。胶原蛋白可以促进皮肤细胞吸收和贮存水分，从而防止皮肤干涩起皱。

2.加速新陈代谢，延缓衰老，适合重病恢复期的老人。

3.催乳作用，非常适合哺乳期的女性食用。

—— 来源于《中国居民膳食指南》

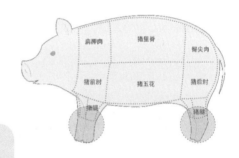

肩胛肉　猪里脊　臀尖肉
猪前肘　猪五花　猪后肘
猪蹄

针对症状

| 骨质疏松 | ▶ 咖喱黄豆炖猪蹄 P55 |

发育迟缓	皮肤粗糙
指甲干燥	乳汁不足
四肢疲乏	神经衰弱

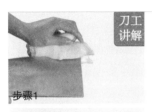
步骤1

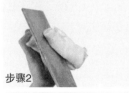
步骤2

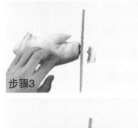
步骤3

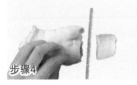
步骤4

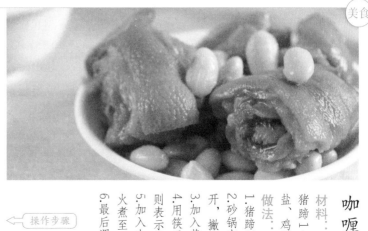

美食

咖喱黄豆炖猪蹄

猪蹄加黄豆，加倍强壮骨骼

黄豆中富含丰富的钙质，因此具有强壮骨骼的功效，经常食用有助于防治骨质疏松；而猪蹄对于缓解四肢疲乏、腿部抽筋和麻木等症有着显著的效果。猪蹄与黄豆搭配食用，强壮骨骼的功效便会大大增强，可促进青少年的生长发育，减缓中老年人骨质疏松的速度，对于腿脚软弱无力者同样有帮助。

此外，咖喱黄豆炖猪蹄还适于哺乳期女性食用。哺乳期女性如果钙摄取不足，极易出现腰腿酸痛、腿脚抽筋等症状。牛奶、虾皮、海带、紫菜、黑木耳、黑芝麻、鸡蛋等食物的钙含量也非常丰富，有强壮骨骼的功效。

材料：
猪蹄1个，泡发黄豆1碗、咖喱、盐、鸡精各适量。

做法：
1. 猪蹄剁块洗净。
2. 砂锅中倒适量清水，放入猪蹄，煮开，撇去浮沫。
3. 加入黄豆和姜片，炖1小时。
4. 用筷子戳一下猪蹄，若能戳破皮肉则表示熟烂。
5. 加入咖喱、盐，加盖炖10分钟，大火煮至汤汁浓稠。
6. 最后调入少许鸡精即可。

← 操作步骤

步骤1
将猪蹄横切开

步骤2
将猪蹄一分为二

步骤3
剁去猪蹄尖

步骤4
将猪蹄切成段

魔法的饮食搭配

改善乳汁不足的关键

产后女性若出现乳汁不足，就可能影响婴儿的生长发育，因此应该多食用促进乳汁分泌的食物，如含有优质蛋白质的瘦肉、鱼、蛋、奶类食物。

此外，由于产妇容易出现腰酸腿痛、肌肉痉挛等现象，可以多食用富含钙、钾的海带等食物。而猪蹄与海带搭配食用更是可起到催乳与补钙的双重功效。

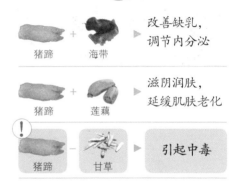

猪蹄 + 海带 ▶ 改善缺乳，调节内分泌

猪蹄 + 莲藕 ▶ 滋阴润肤，延缓肌肤老化

猪蹄 - 甘草 ▶ 引起中毒

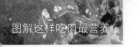

猪皮

pig skin

常食可延缓衰老和抗癌

猪皮营养价值很高，其蛋白质含量高达猪肉的2.5倍，碳水化合物含量高达猪肉的4倍，而脂肪含量却只有猪肉的1/2，对人的皮肤、筋腱、骨骼、毛发等器官组织有重要的生理保健作用。值得一提的是，猪皮中含有大量的胶原蛋白和弹性蛋白，能减缓机体细胞老化，美容养颜。

猪皮既可做成菜品食用，也是皮冻、火腿等肉制品的重要原料，深受人们喜欢。

营养成分表（g/100g可食部分）

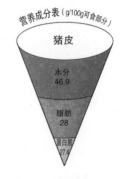

猪皮

水分 46.9

脂肪 28

蛋白质 27.4

数据源于《中国居民膳食指南》

饮食禁忌

肝病、动脉硬化、高血压患者应少食或不食。

保存方法

如果新买的猪皮当日不用，则应放进0℃～4℃的冰箱中冷藏，保存时间不超过3周。

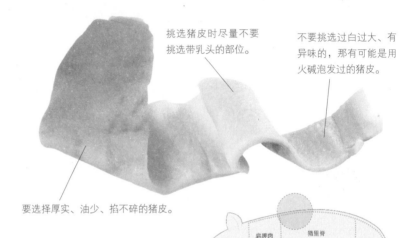

挑选猪皮时尽量不要挑选带乳头的部位。

不要挑选过白过大、有异味的，那有可能是用火碱泡发过的猪皮。

要选择厚实、油少、掐不碎的猪皮。

肩胛肉　猪里脊　臀尖肉
猪前肘　猪五花　猪后肘
猪蹄　　　　　　猪腿

红烧猪皮

美食

▶ 抗衰老，美容养颜，提高机体免疫力

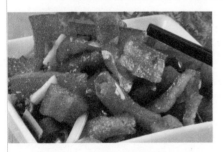

材料：
猪皮200克，泡发香菇100克，红辣椒若干，盐、鸡精、酱油、白糖、料酒、淀粉、葱段、姜末各适量。

做法：
1.猪皮洗净，放凉水里泡透，捞出切块。
2.香菇洗净切块，红辣椒去籽去蒂并洗净切丝，淀粉勾兑成汁。
3.锅放清水烧热，加入猪皮，改小火炖，直至猪皮熟而汤汁入味。
4.油锅烧热，放葱姜爆香，加猪皮翻炒数下，加入煮猪皮的清汤、盐、鸡精、酱油、白糖、料酒、香菇、辣椒丝等翻炒均匀。将出锅时淋入芡汁，收汁后即可装盘。

功效：
香菇的水提取物具有延缓衰老的功效，其所含的多糖可以提高机体的免疫功能。香菇和猪皮搭配既可抗衰美容，又可提高机体免疫力。

猪肺
pig lung

猪肺味甘，性微寒，具有补肺、润燥、补虚、止咳、止血等多种功效，可用于治疗肺虚咳嗽、久咳咯血等症。

猪肺做成汤最为鲜香，但常人不必多食。很多人嫌猪肺脏而不愿吃，其实只要在制作前将猪肺管套在水龙头上，充满水后再倒出，反复几次直到其呈白色，便可将猪肺冲洗干净，那么食用时就基本没有问题。

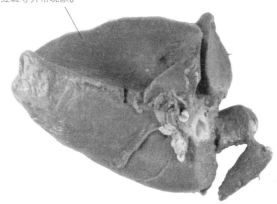

新鲜的猪肺颜色呈均匀的粉红色，饱满而富有弹性，表面无破损、水肿、脓样块节、黑点黑块或红斑等异常现象。

养生妙方

薏米猪肺汤：将一具猪肺洗净血水，与100～150克薏米共煮汤，煮熟后即可，分作2～3次空腹食用。本方可治痰浓气臭、喘咳气促。

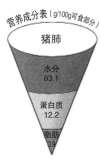

营养成分表（g/100g可食部分）

猪肺
水分 83.1
蛋白质 12.2
脂肪 3.9

猪尾巴
pig tail

猪尾巴，又称皮打皮、节节香，由皮质和骨节组成，多采取烧、卤、酱、凉拌等烹饪方式。猪尾与尾椎骨搭配熬成汤，其有补阴益髓的功效。处于生长发育期的青少年食用，可促进骨骼发育；中老年人食用则可延缓骨质老化，改善腰酸背痛，预防骨质疏松。此外，猪尾巴含有丰富的胶质，因此具有很好的美容和丰胸的功效。

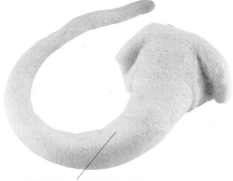

购买猪尾巴时应挑选颜色呈均匀的粉红色，表面无破损等异常，气味正常。挑选较为粗壮的，从切面可以看到肉质较厚的。

养生妙方

粟米胡萝卜煲猪尾：一段猪尾骨、一根胡萝卜、数枚红枣和适量玉米须、玉米一起放入锅中，烧开后改小火，2～3小时后放盐和鸡精。此方可益脾和胃、润燥解乏。

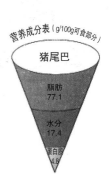

营养成分表（g/100g可食部分）

猪尾巴
脂肪 77.1
水分 17.4
蛋白质 4.8

牛 肉 类 | beef

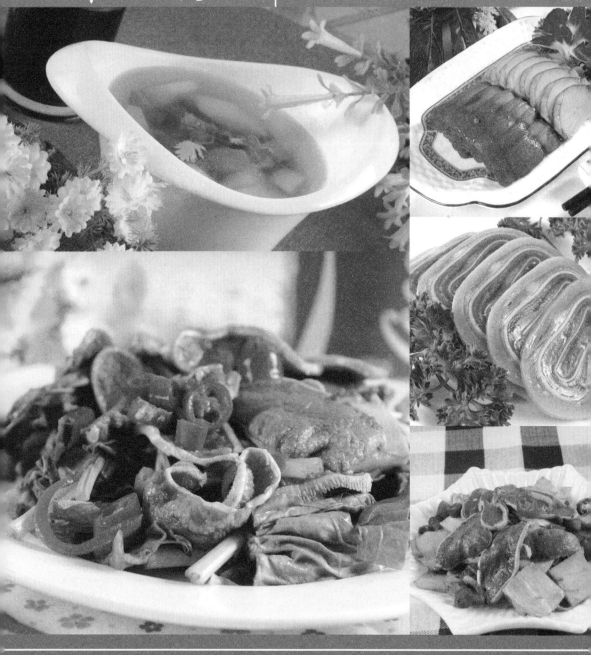

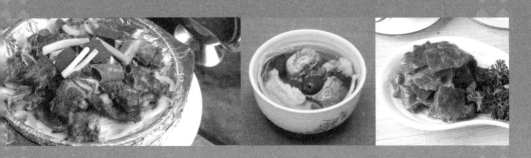

补中益气、滋养脾胃、强健筋骨

牛里脊脂肪含量少，常食可提高机体的抗病能力。

肥牛营养丰富，具有低胆固醇、低脂肪、高蛋白的特点。

牛小排肉质结实，油脂分布均匀，烤制后香味四溢，充满嚼劲。

牛腩瘦肉较多、脂肪较少、筋也较少，适宜红烧或炖汤。

牛腱富含蛋白质，脂肪少，寒冬食用可暖胃。

牛肝富含的铁可抗疲劳，预防和改善缺铁性贫血。

牛百叶具有补益脾胃的功效，适合脾胃虚弱之人食用。

牛肺具有补肺止咳的作用，适合治疗肺虚咳嗽。

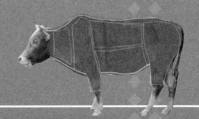

牛肉各部位适合的烹饪法

牛肉

◆ 牛里脊

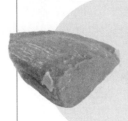

牛里脊可以分成上、下两部分，上部分的肉质细嫩，富含油花。上部分的肉又可以分成两种：上后腰里脊肉——肉质细嫩，适合做牛排肉、烧烤肉和炒肉；上后腰嫩盖仔肉——这是口感最嫩的牛肉之一，适合做上等牛排肉和烧烤肉。

◆ 牛五花

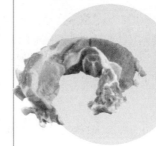

牛五花也称牛肋条，是牛肋骨之间的条状肉。牛肋条的油花多，在烹饪受热后，油花会和肉质融为一体，所以做出来的菜，汁鲜味美、入口即化。

◆ 牛腩

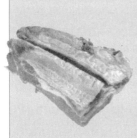

牛腩是牛肋下方腹部上的肉，呈椭圆形状，肉块扁平，在牛的腰窝靠接大腿的部位。牛腩的肉质纤维比较粗，肉中的脂肪含量比较少，不需要切修，它是牛肉料理中经常使用的材料之一，适合用来红烧、炖煮。

◆ 牛腱

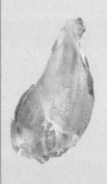

牛腱分花腱和腱子心。腱子心的肉粒较小，炖煮后比较好吃。因为腱子肉是牛的前后小腿去骨后剩下来的肉块，是牛身上经常活动的部位，筋纹呈花状，富含胶质，带筋而且脂肪比较少。所以，这个部位的肉的口感既筋道，又多汁，适合长时间红烧或者炖煮。

◆ 牛肩肉

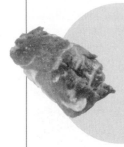

牛的肩胛部位经常运动，肌肉发达，筋多，肉质比较坚实。牛的肩胛部可以分为：嫩肩里脊（板腱）——附着在肩甲骨上的肉，多油花而且肉质嫩，适合做牛排、烧烤和火锅牛肉片；翼板肉——有许多细筋、口感筋道、油花多、嫩度适中、口感独特，适合做牛排、烧烤和火锅牛肉片。

◆ 牛蹄筋

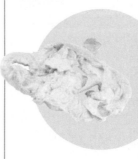

牛蹄筋分双管牛筋和单管牛筋，在购买时可以选择比较宽的牛筋，因为牛筋很硬，所以使用高压锅来烹制会比较方便省事。如果选择牛筋红烧或者炖煮，时间一定要久一些，这样才能让牛筋变得软烂。

Method

牛肉

牛肉六大烹饪方式的秘诀

炒 … 动作快速利落

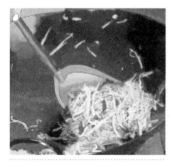

在烹饪牛肉、牛杂时，炒是最常见的方式。一般先把牛肉或者牛杂切成丁、丝、片、条等形式。在炒的时候，要先起油锅，动作一定要利落。炒出来的食材，一般具有脆、滑、嫩的特点。

煎 … 腌过再煎

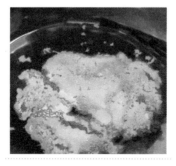

锅内加少许油，利用油的热度让食材的表面慢慢变成黄色，并且变得酥脆。煎能够突出食材的鲜嫩口感，例如核桃牛肉。在煎的时候要注意，食材大多需要先腌，在煎的过程中不再调味，锅中的调味汁或者食用时候使用的蘸酱，都要在煎完以后才进行。煎的食材如果需要挂糊上浆，那么要即蘸即煎，以免脱落，也可以确保外皮脆酥。一般来说，要用文火煎，煎的时候可以翻面，但是不翻炒。

蒸 … 水开后再蒸

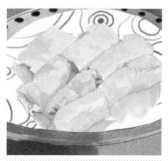

因为在水蒸汽中，红外线非常少，所以食物不会上色，原油、原味不会损失太多，能够保留食物的精华，例如粉蒸牛肉、蒸牛肉卷等等。蒸又分为清蒸、粉蒸等方式，适用的食材很广泛，通常来说，肉类需要等水沸后再放进去蒸，这样肉的口感才会又紧又嫩。

凉拌 … 切片切丝拌匀

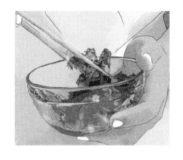

把生的或者熟的食材切成块、片、丝状，加入调味料混合拌匀即可食用，做法很简单，清爽是其主要特色。卤、煮或者烤过的牛蹄筋、牛腱、牛肉片、牛肚等，都可以用来做凉拌菜。

卤 … 煮熟后再卤

牛肉、牛杂在卤过以后，不仅有一种独特的卤汁香，还可以延长食用的时间。卤煮后的菜品，冷热皆可食用。卤食材最好先用水煮熟，如果直接生卤的话，等到卤汁入味时，食材就会变得太咸或者颜色太深。在卤制的时候，卤料和卤汁要混合在一起，用文火煮沸。关火之后，要让食材在卤汁中浸泡一段时间，这样才能入味。

炸 … 滑油保风味

为了吃出原味，牛肉在大多数情况下都不用来炸，不过会经过一道类似炸的"滑油"的过程，尤其是薄片的食材，例如肉丝、肉片、肉粒。在油锅中加入适量油，烧至120℃左右，然后将腌过的或者裹上了薄粉的肉片放入锅中大约30秒，等到起油烟后捞起，这称为滑油。滑油的目的和过油是一样的，可以让食材的表面形成一层薄膜，锁住其中的水分和调料，从而保留原味、维持形状，在食用的时候口感也更嫩滑。

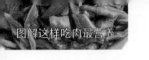

牛里脊

beef tenderloin

牛里脊，又称沙朗、西冷，是牛背部的瘦肉。牛里脊的主要营养成分为蛋白质、脂肪、B族维生素、铁、锌等。牛里脊属于脂肪含量较少的肉，是人体肌肉。

牛肉中蛋白质含量较多的部位，而且氨基酸组成相当接近人体肌肉，因此吸收率极高。常食牛肉可以增强机体的抗病能力，对生长发育及术后调养的人特别有利。此外，牛肉富含的锌可促进白细胞的生长，具有增强人体免疫力、预防癌症的功效。

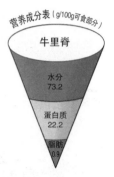

富含优质蛋白，可增强人体免疫力

营养成分表（g/100g可食部分）

牛里脊

水分 73.2

蛋白质 22.2

脂肪 0.9

数据源于《中国居民膳食指南》

新鲜牛里脊呈均匀的红色，有光泽；脂肪洁白或呈淡黄色。

新鲜牛里脊有鲜肉味，没有异味或臭味。

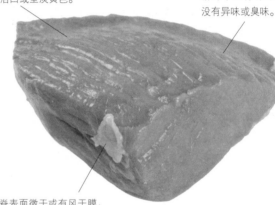

新鲜牛里脊表面微干或有风干膜，不黏手，有弹性，按压后能恢复。

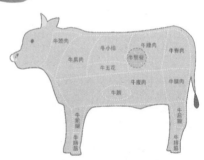

饮食禁忌

肾炎、过敏、湿疹、疮疡及肿毒病患者不宜多食。

保存方法

将牛肉切成适当大小，密封起来放入冰箱冷冻，防止其脱水、氧化或结霜，建议3天内吃完。

中国营养协会推荐
—— 餐桌上的膳食宝塔

在外就餐和过度减肥的人应及时补锌

牛肉中富含的锌是细胞或组织新陈代谢所不可欠缺的二十多种酶素的必需成分，也是让细胞正常运作的主要成分，缺乏会出现味觉障碍。锌还担任着参与DNA和蛋白质合成的重要角色，能促进皮肤的新陈代谢、加速伤口愈合。此外，关于免疫功能方面，能预防感染。喜欢在外就餐和过度减肥的人容易缺锌，应多食牛肉。

除了牛肉外，生蚝、扇贝、青鱼、内脏类、种子类食物富含锌，应适量食用。

—— 来源于《中国居民膳食指南》

针对症状

体质虚弱	▶ 青红椒炒牛肉 P63
畏　寒	▶ 清炖萝卜牛肉 P64
身体疲乏	▶ 葱爆牛肉 P64
贫　血	▶ 南瓜牛肉汤 P64

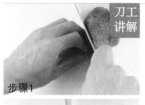
步骤1

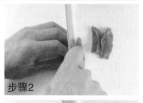
步骤2

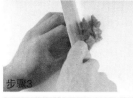
步骤3

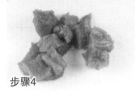
步骤4

刀工讲解

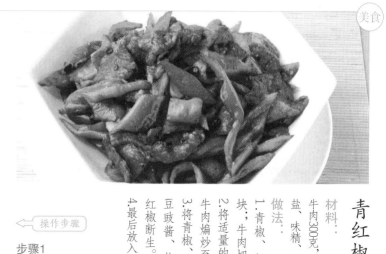

美食

青红椒炒牛肉

材料：

牛肉300克，青椒、红椒各3个，豆豉酱、盐、味精、胡椒粉、食用油各适量。

做法：

1.青椒、红椒分别洗净，切成菱形块；牛肉切块。

2.将适量的油倒入锅中，烧热后放入牛肉煸炒至七成熟。

3.将青椒、红椒放入锅中煸炒，加入豆豉酱、盐、胡椒粉，炒至青椒、红椒断生。

4.最后放入味精翻匀，即可关火盛出。

←操作步骤

步骤1

将牛里脊的筋切去

步骤2

将牛里脊切成粗条状

步骤3

将粗条切成丁

步骤4

完成

牛肉加富含维生素C的食物，多重营养的功效加倍

牛肉中富含多种营养物质，倘若与富含维生素C的食物搭配，可以使多重营养的功效加倍：

1.牛肉中含有丰富的维生素B₂，只要补充维生素C与维生素E就能改善肌肤的血色，创造出有张力的肌肤。因此牛里脊加上富含维生素C、维生素E的植物油是美容肌肤的绝好搭配。除了美容肌肤，这个组合还具有维持人体毛发、指甲健康的功能，同时还可预防动脉硬化。

2.牛肉中的铁属于血红素铁，比植物中所含的非血红素铁吸收效果佳，利用维生素C可以提高人体对其的吸收能力。

肉类在饮食中的死对头

牛肉不适合的两种吃法

1.菠菜牛肉汤

菠菜中富含的铜是制造红细胞的重要物质，对于脂肪代谢也有一定的帮助。菠菜倘若与富含锌的牛里脊一同食用，便会降低人体对铜的吸收利用。

2.牛肉炖土豆

很多人喜欢吃牛肉炖土豆，其实消化不良患者或肠胃虚弱的人不适合食用牛肉炖土豆，因为牛肉富含蛋白质，土豆富含淀粉，二者同食后在胃中消化时间较长，易造成肠胃不适。

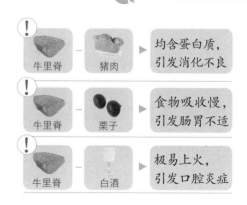

! 牛里脊 — 猪肉	▶ 均含蛋白质，引发消化不良
! 牛里脊 — 栗子	▶ 食物吸收慢，引发肠胃不适
! 牛里脊 — 白酒	▶ 极易上火，引发口腔炎症

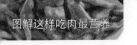
美食

清炖萝卜牛肉
促进消化，驱寒暖体

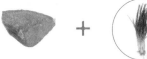　＋　

牛里脊　　　　　白萝卜

膳食功效

　　白萝卜具有促进消化的作用，还可消除牛肉中脂肪在体内的囤积，二者同时食用还可驱寒暖体。

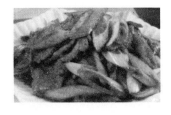

材料：
牛里脊500克，白萝卜500克，料酒、盐、葱、姜适量。

做法：
1.将牛肉、萝卜切块，待用。
2.开火，锅中倒油，烧至六成热，倒入牛肉煸炒，加入料酒，炒出香味，盛起待用。
3.砂锅中加适量热水，放葱、姜、料酒烧沸，再将炒好的牛肉倒入砂锅内，煮20分钟，转为小火炖至牛肉熟烂，加盐调味。
4.放入白萝卜炖至入味即可出锅。

葱爆牛肉
消除疲劳，提高注意力

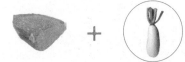　＋

牛里脊　　　　　葱

膳食功效

　　葱白中的蒜素与牛肉中富含的维生素 B_1 结合，可消除疲劳，提高注意力，还能美容肌肤。

材料：
牛里脊750克，葱白120克，芝麻、姜末、蒜末、盐、料酒、酱油、辣椒面、油、味精、米醋、芝麻油各适量。

做法：
1.牛肉切长条，葱白切成滚刀片。
2.牛肉放碗中，加芝麻、蒜末、姜末、酱油、辣椒面、料酒、味精搅拌均匀，腌20分钟。
3.锅中放油，烧至八成热时，放牛肉片、葱白炒熟，放蒜末、米醋、盐、味精炒匀，淋芝麻油，即可装盘。

南瓜牛肉汤
补益气血，有效预防糖尿病

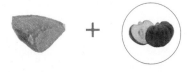　＋

牛里脊　　　　　南瓜

膳食功效

　　南瓜富含南瓜多糖、维生素等，可补中益气、降糖止渴。二者搭配可补益气血，有效预防糖尿病。

材料：
牛里脊100克，南瓜300克，盐、鸡精、酱油、姜、葱、胡椒粉各适量。

做法：
1.南瓜去皮去瓤并洗净切块，姜洗净切片，葱洗净切碎。
2.牛肉洗净切片，放入开水中焯熟，捞出沥干，用少许盐腌至入味。
3.砂锅置火上烧热，放入南瓜及调味料煮半小时，放入牛肉煮20分钟，加入鸡精，撒上葱花即可。

肥牛

Fat beef slices

肥牛并不是牛的品种名称，也不是牛的某个部位，而是指牛肉经过排酸工艺处理后，经专用机器刨成薄片，用于涮火锅的一种肉类。取自上脑、眼肉、外脊三处制成的肥牛皆为上品。

肥牛不仅口感美味，营养也非常丰富，含有蛋白质、维生素、叶酸、铁、锌、钙等多种营养素，具有低胆固醇、低脂肪、高蛋白的特点。食用肥牛时最好搭配新鲜的蔬菜，可使营养更加均衡，更易于吸收。

低胆固醇、低脂肪、高蛋白

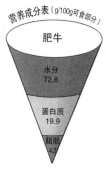

营养成分表（g/100g可食部分）

肥牛

水分 72.8

蛋白质 19.9

脂肪 4.2

数据源于《中国居民膳食指南》

饮食禁忌

吃火锅时不要先吃肉，而要先喝小半杯新鲜果汁，然后吃蔬菜，最后吃肉，这样能减轻胃肠负担。

保存方法

用保鲜膜密封好放入冰箱冰冻室保存数月，及早食用以免不新鲜。

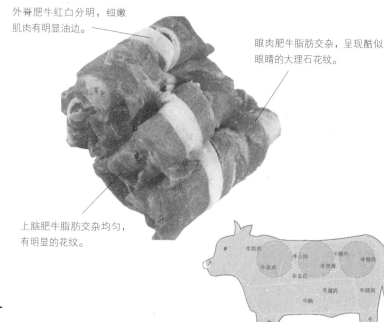

外脊肥牛红白分明，细嫩肌肉有明显油边。

眼肉肥牛脂肪交杂，呈现酷似眼睛的大理石花纹。

上脑肥牛脂肪交杂均匀，有明显的花纹。

酸辣肥牛

（美食）

▶ 强身健体，促进新陈代谢

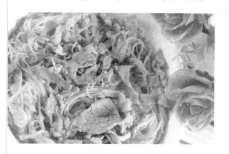

材料：

肥牛250克，金针菇一把，粉丝1小把，姜末、葱花、蒜末、干辣椒、豆豉、酱油、醋、料酒、糖、盐、味精各适量。

做法：

1.干辣椒切段，粉丝入水泡发，豆豉剁碎。

2.将适量的油倒入锅中，烧热后放入金针菇，炒熟即可盛出，摆入盘中。

3.锅底续油，烧热后放豆豉、姜末、蒜末、干辣椒爆香，烹入料酒、酱油、醋、盐、糖、味精，然后放适量的水烧开。

4.将肥牛片和粉丝倒入锅中，煮至肥牛变色，盛出盘中，撒入葱花即可。

功效：

本道美食能有效地增强机体的生物活性，促进身体的新陈代谢，有利于人体对食物中各种营养素的吸收和利用，因此对生长发育的帮助很大。

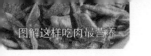

steak

牛小排

西餐中的常客，口感焦脆有嚼劲

牛小排取自牛胸腔肋骨部位，第6根至第8根肋骨之间带油筋的肉。牛小排肉质结实，油脂含量较高，分布均匀，因此经常采用碳烧或烧烤的烹饪方式，是西餐牛排中常见的食材之一。在烤制的过程中，牛小排的油脂遇热会自动流出，香味四溢。烹调时通常采取横切处理，食用时不宜太生，而全熟时骨头部分会不好分离；而全熟时骨头部分会与肉片自然分离，使得牛小排口感焦脆又充满嚼劲。

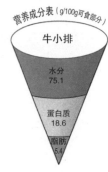

营养成分表（g/100g可食部分）

牛小排

水分 75.1

蛋白质 18.6

脂肪 5.4

数据源于《中国居民膳食指南》

清洗妙招

可用纸巾抹干解冻牛小排表面的汁液，避免用大量清水冲洗牛小排。

保存方法

放入冰箱冷冻保存即可，解冻时将其放在冷藏室中自然解冻，可防止肉中水分流失。

新鲜牛小排颜色呈现红色，脂肪呈现粉白色。

新鲜牛小排肉质细腻，呈大理石花纹，并且脂肪分布均匀。

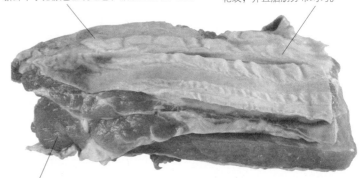

新鲜牛小排味道是天然的牛肉味道，没有任何臭味、酸味等异味。

黑胡椒牛排

美食

▶ 降血糖，增强体质

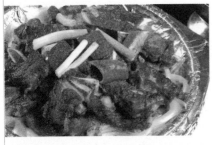

材料：
牛小排500克，洋葱半个，青椒、红椒各一个，油、胡椒粉、糖、酱油、盐、茄汁、葱、黑胡椒各适量。

做法：
1.青椒、红椒切块；葱切段；牛小排剁成小块，放糖、酱油、盐、茄汁、黑胡椒腌制20分钟。
2.将适量的油放入耐热盘中，接着将耐热盘放入微波炉中高温加热2分钟，再铺上洋葱，将腌好的牛小排放在上面，高温加热1分钟。
3.将盘子取出，把牛小排翻一下面，放上青椒块、红椒块和小葱段再放入微波炉中加热1分钟。
4.将适量的胡椒粉撒在牛小排上，即可取出食用。

功效：
洋葱有降低血糖的功效，因此牛肉和洋葱搭配适合高血糖患者食用，既可降血糖，又可增强体质。

牛腩

beef brisket

带有肉、筋和油花的牛肉的统称

牛腩是对带有肉、筋和油花的牛肉块的一种统称。牛身上许多部位的肉都可以称为牛腩，但以腹部靠近牛肋处的松软肌肉为佳。取自肋骨间的去骨条状牛腩具有瘦肉较多、脂肪较少、筋也较少的特点，适宜红烧或炖汤；取自牛里脊上层的一片牛腩具有肉多、油少、筋少的特点，适合炖汤。相比于其他部位的牛肉，牛腩纤维较粗，但同样具备牛肉增强体质、预防贫血等功效。

营养成分表 (g/100g可食部分)

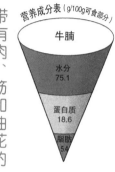

牛腩

水分 75.1

蛋白质 18.6

脂肪 5.4

数据源于《中国居民膳食指南》

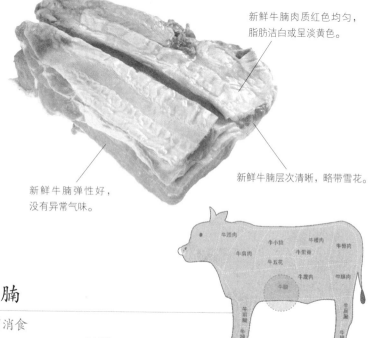

新鲜牛腩肉质红色均匀，脂肪洁白或呈淡黄色。

新鲜牛腩层次清晰，略带雪花。

新鲜牛腩弹性好，没有异常气味。

🚹 饮食禁忌

肾炎、过敏、湿疹、疮疡及肿毒病患者不宜多食。

🥄 烹饪妙招

炖牛腩时可加入八角等香料来去除腥膻味，同时还可增强食欲，但量不宜多，以免抢去牛腩味道。

西红柿炖牛腩

美食

▶ 补血养血，健胃消食

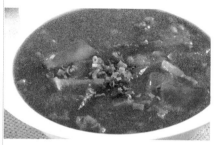

材料：

牛腩200克，西红柿3～4个，葱15克，蒜15克，盐4克，味精1克，酱油10克。

做法：

1.牛腩洗净，切成小块；西红柿洗净，切块；蒜去皮捣成蒜蓉；葱切花。

2.热锅下油，加入蒜蓉、酱油炒香，放入牛腩翻炒；再加入西红柿继续翻炒，西红柿要炒碎，把汁液炒出来；然后加入适量清水，用中火炖20分钟，加入盐；收浓汁，加入葱花和味精即可出锅。

功效：

西红柿味酸，能促进胃液分泌，帮助消化蛋白质；其所含的柠檬酸及苹果酸，能促进唾液和胃液分泌，助消化；所含的维生素C能促进生成骨胶原，可以强健血管。牛腱与西红柿同食可补血养血，健胃消食。

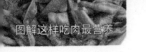

牛腱

sinew

提高机体抗病能力的
补益佳品

牛腱，也称牛展，是指牛腿部位经过精修割掉牛骨后剩下的肉类，外表呈长圆柱形，筋肉相连，横切面呈花形。由于牛腱是牛经常运动的部位，脂肪含量少，含较多的瘦肉和胶质，属于瘦牛肉。又因含很多连接组织，因此烹饪后有嚼劲。

牛腱富含蛋白质，但脂肪少，不会对血中胆固醇浓度造成负面影响。常食牛腱能提高机体抗病能力，在补血、修复组织等方面的功效尤为突出。

营养成分表（g/100g可食部分）

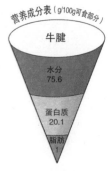

牛腱

水分
75.6

蛋白质
20.1

脂肪
1

数据源于《中国居民膳食指南》

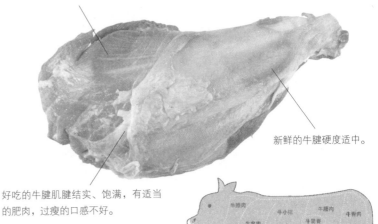

新鲜的牛腱完整成形，呈红色，纹路规则。

新鲜的牛腱硬度适中。

好吃的牛腱肌腱结实、饱满，有适当的肥肉，过瘦的口感不好。

烹饪妙招

牛腱不能煮得过于熟烂，刚熟时就应关火，否则切时会碎掉不成片。

保存方法

生牛腱用保鲜膜包紧后放入冰箱冷冻保存即可。

豆苗炒牛肉丝

美食

▶ 富含优质蛋白，增强机体免疫力

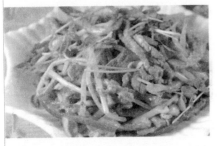

材料：

牛腱200克，豌豆苗300克，葱段、酱油、白糖、料酒、色拉油、胡椒粉、姜末、蒜末、盐、香油各适量。

做法：

1.豌豆苗洗净，沥水。

2.牛肉切丝，用腌料（酱油15克、白糖7克、料酒10克、色拉油15克）浸泡15分钟左右。

3.将锅加热，倒入色拉油，以大火快炒牛肉丝，加入葱段、姜末、蒜末、胡椒粉，待牛肉丝变色，即盛出备用。

4.把色拉油倒入锅中加热，放入豆苗，以大火快炒，豆苗炒熟时即加入熟牛肉丝，用盐调味，快速搅拌，滴上少量香油，即可盛盘。

功效：

豌豆苗和牛腱都富含人体所需的优质蛋白质，搭配食用可使功效加倍，提高机体的抗病能力。

牛舌

ox tongue

补胃滋阳，各国料理的宠儿

牛舌，即牛的舌头，粤澳地区多称之为『牛腑』。牛舌具有补胃滋阳的功效，近年来越来越受到人们的喜欢。牛舌表面有一封薄膜，烹饪前需要将牛舌煮较长时间，煮熟后将老皮剥掉之后才能继续食用。西餐中使用牛舌较多，常水煮后与各类佳肴搭配上桌；欧洲人吃牛舌，熏腌烩炖都可以；韩国人热衷于烧烤牛舌的料理方式；日本则比较流行岩烧牛舌的料理方式；河南人喜食大葱扒牛舌；广东人热衷卤牛舌。

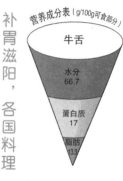

营养成分表（g/100g可食部分）

牛舌

水分 66.7

蛋白质 17

脂肪 13.3

数据源于《中国居民膳食指南》

烹饪妙招

牛舌不可煮得过熟，过熟的牛舌改刀困难，容易片碎，成形不佳，以八成熟较合适。

保存方法

新鲜牛舌放入冷冻室可保存一段时间，熟的牛舌应尽早食用。

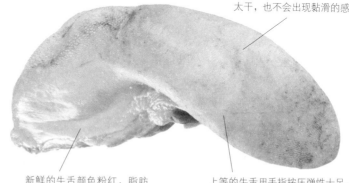

新鲜的牛舌表面湿度合适，不会太干，也不会出现黏滑的感觉。

新鲜的牛舌颜色粉红，脂肪呈现均匀的白色。

上等的牛舌用手指按压弹性十足。

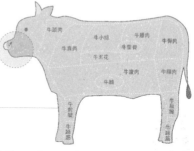

拌牛舌

美食

▶ 促进对铁的吸收，预防贫血

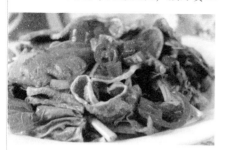

材料：

熟牛舌150克，菠菜250克，水发海米25克，生姜、大蒜、盐、胡椒面、芝麻油、芝麻、味精各适量。

做法：

1.将熟牛舌切成3厘米长的薄片。

2.生姜洗净，切末；大蒜洗净，切末。

3.将切好的熟牛舌片整齐地码放在盘中。

4.菠菜洗净，切段，倒入煮沸的开水中焯熟，再过凉水，沥干水分，加入海米搅拌均匀，放在牛舌的上面。

5.把生姜末、大蒜末、盐、胡椒面、芝麻油、焙好的芝麻和味精调好，浇在牛舌上，吃时拌匀即可。

功效：

菠菜中含有丰富的铁，只要搭配蛋白质就可提高铁的吸收率。因此高蛋白的牛舌与菠菜搭配可促进人体对铁的吸收，预防贫血。

牛肝

OX liver

补肝、明目、养血的食疗佳品

牛肝富含维生素，尤其是维生素A含量多于其他部位数千倍。维生素A是增强机体抗病能力的重要营养素，具有增强免疫力、促进肌肤细胞再生的作用，可以保持皮肤的弹性，减少皱纹，预防和治疗青春痘，并可保护眼睛，预防近视和夜盲症。此外，牛肝中的铁含量也尤为丰富。铁可以促进人体发育、抗疲劳，并能预防和改善缺铁性贫血，改善肤色，使皮肤变得红润有光泽。

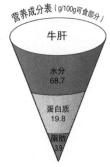

营养成分表（g/100g可食部分）

牛肝

水分 68.7

蛋白质 19.8

脂肪 3.9

数据源于《中国居民膳食指南》

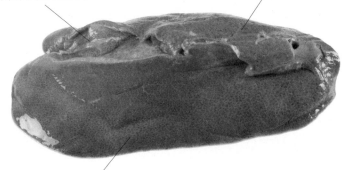

新鲜的牛肝湿度适合，不新鲜的牛肝某部分摸上去较干。

新鲜的牛肝呈红色，不新鲜的牛肝呈暗紫色。

新鲜的牛肝表面平滑有光泽，不新鲜的牛肝表面有异常肿大或白色的硬块。

饮食禁忌

高血压、高血脂症、动脉粥样硬化等心脑血管疾病患者及痛风患者慎食。

烹饪妙招

牛肝切片后，放在牛奶中泡一下，可以去除异味。

中国营养协会推荐
—— 餐桌上的膳食宝塔

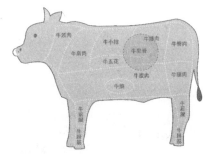

均衡饮食，预防免疫力低下

各种原因使免疫系统不能正常发挥保护作用，都属于免疫力低下。免疫力低下者易被感染或患癌症。

预防免疫力低下的饮食指南：

1.蛋白质是合成免疫蛋白的主要原料，适当多吃瘦肉、奶类、鱼虾类和豆类等食物。

2.喝茶能调动人体免疫细胞抵御病毒、细菌及真菌。

3.多吃富含维生素C的水果、蔬菜，比如草莓、西红柿、黄瓜、胡萝卜等。

—— 来源于《中国居民膳食指南》

针对症状

缺铁性贫血	▶ 红油牛肝 P71
免疫力低下	皮肤粗糙
青春痘	夜盲症
眼睛干涩	体乏无力

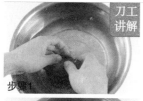

步骤1

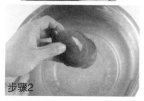

步骤2

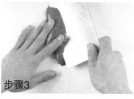

步骤3

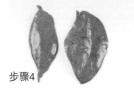

步骤4

刀工讲解

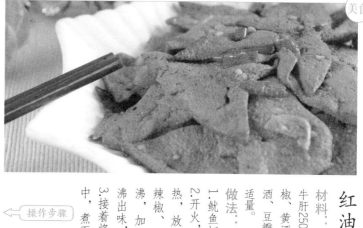

美食

红油牛肝

牛肝加鱿鱼，补血又补脑

材料：

牛肝250克、鱿鱼、午餐肉各50克、红辣椒、黄酒、姜末、花椒、盐、豆豉、米酒、豆瓣酱、牛肉汤、熟牛油、熟芝麻各适量。

做法：

1. 鱿鱼切十字花刀；午餐肉切片。

2. 开火，在锅中倒入牛油，烧至六成热，放入豆瓣酱炒酥，加姜末、红辣椒、花椒炒香，加部分牛肉汤烧沸，加盐、黄酒、豆豉、米酒，烧沸出味，撇去浮沫。

3. 接着将牛肝、午餐肉和鱿鱼倒入锅中，煮至入味，撒熟芝麻即可。

← 操作步骤

步骤1
将牛肝清洗干净

步骤2
去掉表面油层

步骤3
将其切成厚片

步骤4
完成

血液把营养输送到身体各个器官，再把废物带出体外。这些都依赖于血液的充足，一旦贫血，新陈代谢就会受到影响。除了牛肝外，可以多吃猪肝、牛肉、鸡蛋黄、大豆、菠菜、红枣、黑木耳等补血食物。补铁制剂时，尽量避免同食鞣酸丰富的绿叶蔬菜，以免影响对铁元素的吸收。

长时间的脑力劳动会使我们的大脑疲劳，因此补脑食物是必不可少的。脑力劳动者和生长发育期的儿童、青少年多吃鱿鱼，可有效缓解脑疲劳，起到补脑的作用。还可多吃鱼头、瘦猪肉、鸡肉、鸭肉、骨髓、海参等健脑的食物。

魔法的饮食搭配

枸杞子——明目养眼的"明眼草子"

枸杞外形呈椭圆，色彩鲜红艳丽，由于富含多种营养物质，自古就被奉为珍贵的食材和药材。因其明目养眼功效尤为突出，被人们誉为"明眼草子"。枸杞是保护眼睛的上等食材，尤其适合考试族、电脑族和上班族等常用眼的人群食用。

此外，枸杞可调节血脂和血糖，预防高血脂症和糖尿病，还可保护肝脏，促进肝细胞再生。

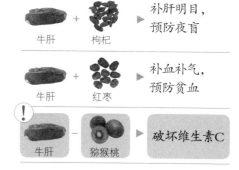

牛肝 + 枸杞 ▶ 补肝明目，预防夜盲

牛肝 + 红枣 ▶ 补血补气，预防贫血

! 牛肝 - 猕猴桃 ▶ **破坏维生素C**

牛百叶

OX omasum

脾胃虚弱者的营养品

牛是反刍动物，共有四个胃，即瘤胃、网胃、瓣胃和皱胃，前三个胃为牛食道的变异，最后一个为真胃。市场上卖的牛肚即瘤胃、网胃、皱胃，而牛百叶即瓣胃，也称毛肚。

牛百叶含有蛋白质、脂肪、铁、钙、磷、维生素B₁、维生素B₂、维生素B₅等，具有补益脾胃、补气养血、补虚益精等多种功效，适合脾胃虚弱、病后虚羸、气血不足、营养不良者食用。

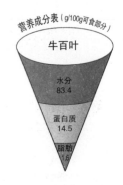

营养成分表（g/100g可食部分）

牛百叶

水分 83.4

蛋白质 14.5

脂肪 1.6

数据源于《中国居民膳食指南》

 清洗妙招

将牛百叶翻过来，用凉水反复冲洗，然后用清水泡半小时，冲洗干净即可。

保存方法

生牛百叶可放入冰箱冷冻室保存几天，熟牛百叶在冷藏室可保存一两天，应尽早食用完。

吃饲料长大的牛的百叶发黑，吃粮食长大的牛的百叶发黄。牛百叶过于发白多为漂洗的，少买。

新鲜牛百叶上的毛刺朝上直立。

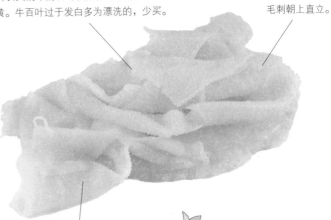

如果牛百叶摸上去比较滑腻，闻起来有刺激味道，则不要购买。

中国营养协会推荐
—— 餐桌上的膳食宝塔

饮食多样化，做到营养均衡

中国人的饮食往往比较单一，主食以大米、面粉为主，肉类以猪肉为主，为了达到营养均衡，我们应该吃多种多样的食物，既可以满足营养的需求，也可以获得口味享受。平时可以尝试吃一些不常吃的食材，例如本节介绍的牛百叶。此外，我们可以按照食物的种类进行一下同类互换，例如用红豆代替黄豆、用鸭肉代替猪肉、用杂粮代替大米、用羊奶代替牛奶……这样便能做到饮食的多样化。

—— 来源于《中国居民膳食指南》

针对症状

| 脾胃薄弱 | ▶ 山药牛百叶汤 P73 |

病后虚弱	气血不足
营养不良	头晕目眩
形体瘦弱	消化不良

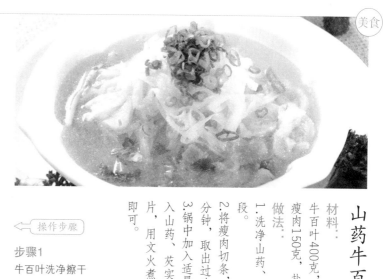

美食

刀工讲解

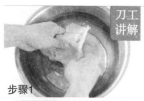

步骤1

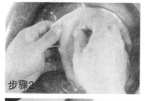

步骤2

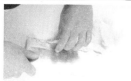

步骤3

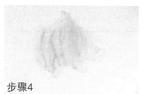

步骤4

← **操作步骤**

步骤1
牛百叶洗净擦干

步骤2
去掉表面油层

步骤3
将其切成片

步骤4
完成

山药牛百叶汤

材料： 牛百叶400克，山药、芡实各20克，瘦肉150克，盐适量，生姜三片。

做法：

1. 洗净山药、芡实牛百叶洗净、切段。

2. 将瘦肉切条，放入沸水中大火煮三分钟，取出过冷，洗净。

3. 锅中加入适量清水，大火烧开，放入山药、芡实、牛百叶、瘦肉、姜片，用文火煮40分钟，加入盐调味即可。

牛百叶加山药、芡实，补脾和胃，壮肾固精

牛百叶具有补益脾胃、补气养血、补虚益精等多种功效；山药又叫淮山，性平，味甘，可健脾清化，止泄泻，补肺益肾，治消渴；长肌肉，芡实是水生植物芡的种子，性能与莲子相似，能补脾和胃，治肾气不固，遗精尿频。三者搭配食用，补脾和胃，壮肾固精的功效尤为突出。

现代人生活压力大，情绪常处于紧张和焦虑中，易引起身体的阴阳不调，从而出现肾寒。建议可采用壮肾固精方法来调养。除了牛百叶，还可多食芝麻，其味咸，性温，有壮肾固精、益气补虚的功效。

魔法的饮食搭配

生命健康之禾——薏米

薏米是禾本科草本植物薏苡的种子，含有丰富的蛋白质和促进三大营养素代谢的B族维生素，营养价值极高，易于消化吸收，被人们誉为"生命健康之禾"。

薏米中富含的薏苡仁酯，不仅对人体有滋补作用，而且还是一种重要的抗癌剂，能有效抑制艾氏腹水癌细胞，对胃癌及宫颈癌有很好的防治作用。

 牛百叶 + 薏米 ▶ 健脾除湿，改善乏力

牛百叶 + 生姜 ▶ 补元气，壮身体

 牛百叶 — 韭菜 ▶ 相克，对身体有害

牛肺

ox lung

润肺止咳，治疗肺虚咳嗽

牛肺，味咸，性平，入肺经，具有润肺止咳的作用，适合治疗肺虚咳嗽。咳嗽时可以吃有滋补作用的食物，但要选择清淡益肺、理气的食物，除了牛肺外，还可食用羊肺、猪肺、大枣、莲子、蜂蜜等食物；还适宜多吃新鲜蔬菜和水分比较足的水果，如萝卜、大白菜、菠菜、生梨、苹果等；还可多吃些豆腐、豆浆等豆制品。由于咳嗽容易伤肺，所以不易吃对肺不利的食物，如辛辣刺激物（辣椒、花椒、酒等）。

营养成分表（g/100g可食部分）

牛肺

水分 78.6

蛋白质 16.5

脂肪 2.5

数据源于《中国居民膳食指南》

新鲜牛肺呈红色，表面有光泽，光滑洁净，无斑点，侧面有气孔。

新鲜牛肺手感肉实，不发硬，表面不会过干也不会过于黏滑。

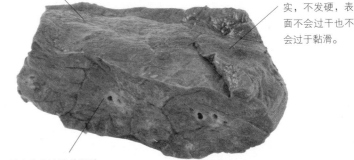

新鲜牛肺有淡淡的腥味，没有特殊的刺鼻味。

烹饪妙招

烹饪前，在清水中加入大葱、姜片、料酒和牛肺一起余烫可去腥味。

清洗妙招

将牛肺的肺管接在水龙头下冲至牛肺膨胀，倒出水后反复，直至无血水。

白菜煲牛肺

（美食）

▶ 润肺止咳，利尿通便

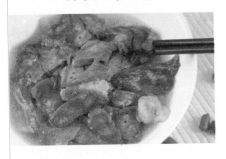

材料：
牛肺1000克、白菜1500克、姜50克、盐6克、酱油10克、蜜枣10克、陈皮10克。

做法：
1.先将牛肺用水灌净，白菜洗净，切小薄片。
2.将牛肺、白菜、陈皮、蜜枣、姜放在瓦煲里，注入开水2500克，压盖煲至水沸，转用文火煲至牛肺软熟，捞起。
3.将白菜等放在碗中，将牛肺切片，放在白菜面上，用盐、酱油调味，搅拌均匀即可。

功效：
牛肺有润肺止咳之效；大白菜富含维生素和矿物质，可护肤养颜、润肠排毒、促进蛋白吸收。二者搭配食用不仅滋味鲜美，还可润肺止咳，利尿通便。

牛腰

beef kidney

补肾益精，深受人们喜爱

牛腰含有丰富的蛋白质、维生素A、B族维生素、烟酸、铁、硒等营养素，具有补肾益精的功效，适于治疗肾阳虚衰、头晕、眼花耳鸣、腰膝酸软、阳痿早泄、遗精滑精等症。

牛腰的腥味虽然很重，但经正确处理后肉质非常美味，是世界各地人们喜爱的佳肴。法国人常在牛腰中加入马德拉酒，做成嫩煎腰子；在英国，牛腰则是牛排和血肠的基本原料；比利时人则在牛腰中加入琴酒和杜松子烹饪。

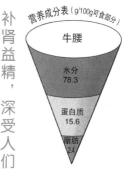
营养成分表（g/100g可食部分）

牛腰

水分 78.3

蛋白质 15.6

脂肪 2.4

数据源于《中国居民膳食指南》

饮食禁忌

高血脂症患者忌食。

烹饪妙招

将牛腰反复冲洗，在水中浸泡1小时。将花椒泡在开水中，放凉后将牛腰放入，浸泡1小时后清洗即可去腥味。

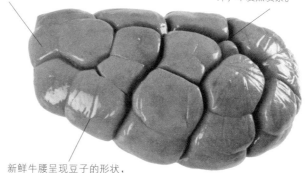

新鲜牛腰有少许的腥味，但无刺激难闻的味道。

新鲜牛腰呈红色，表面比较有光泽，不发黑发紫。

新鲜牛腰呈现豆子的形状，表面完整，无破损。

牛杂火锅

美食

▶ 营养均衡，四季皆宜

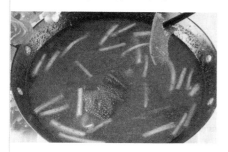

材料：

牛肚250克，牛肝、牛脊髓、牛腰各100克，牛肉150克，卷心菜1000克，辣椒粉、绍酒、姜末、花椒、盐、豆豉、米酒、豆瓣酱、牛肉汤、熟牛油各适量。

做法：

1.毛肚切宽片，牛肝、牛脊髓、牛腰、牛肉均切成薄片，卷心菜撕成长片。

2.锅中倒牛油，烧至六成热，放豆瓣酱炒酥，加姜末、辣椒粉、花椒炒香，加入部分牛肉汤烧沸，盛入火锅内，放旺火上，加盐、绍酒、豆豉、米酒，烧沸出味，撇去浮沫。

3.将牛脊髓放入火锅内，烧沸汤汁，其他荤素菜随吃随涮。

功效：

本道美食以牛肚为主料，配以牛肝、牛腰、牛肉等其他各类菜品，由食者自涮自食，味重麻辣，汤浓而鲜，营养均衡，四季皆宜。

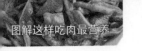

牛蹄筋

beef tendon

味道赛海参的养颜佳品

牛蹄筋是附着在牛蹄骨上的韧带，由于口感嫩而不腻、滑爽脆香，人们称赞其味道赛过海参。牛蹄筋中含有丰富的胶原蛋白，脂肪含量远远低于肥肉，最难能可贵的是不含胆固醇，常食可以增强肌肤的弹性与韧性，延缓肌肤衰老，有效改善面部的小细纹。此外，牛蹄筋还具有强筋壮骨的功效，可有效改善腰膝酸软、身体瘦弱，特别适合处于生长发育时期的青少年和易患骨质疏松的中老年女性食用。

营养成分表（g/100g可食部分）

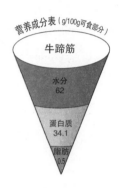

牛蹄筋
水分 62
蛋白质 34.1
脂肪 0.5

数据源于《中国居民膳食指南》

饮食禁忌

高血压、糖尿病患者不宜食用。

清洗方法

温水洗后下凉水锅，慢煮三小时，取出撕去外皮，换新水下锅，小火煮至呈透明状时，捞出泡入新水备用。

新鲜的牛蹄筋富有弹性，无弹性的基本上是经过火碱等泡发的。

不要购买过于发白和有刺激味道的牛蹄筋，那些多是经双氧水等泡发的。

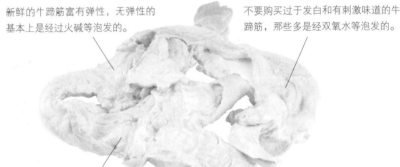

注意选购脚掌部位的块状的筋腱，大小如拳头，不要购买长条的筋腱，那是牛腿上的牛大筋。

卤水双宝

美食

▶ 延缓衰老，健脑益智

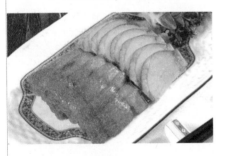

材料：

牛蹄筋300克，猪肉300克，桂圆、鸡骨、香油、盐、鸡精、花椒、姜、葱、八角、酱油、白糖各适量。

做法：

1.牛蹄筋入锅泡发；猪肉、牛蹄筋洗净切片，放入沸水中焯熟，捞出待用；姜、葱洗净切碎。

2.用鸡骨、桂圆煲汤，在煲好的汤中加入盐、鸡精、八角、酱油、白糖，煮熟后淋入香油，即做成卤汁。

3.将适量的油倒入锅中，烧热，放入花椒、葱、姜爆香，接着放入猪肉、牛蹄筋煸炒一下，倒入卤汁煮开，再改小火煮20分钟，捞出装盘即可。

功效：

桂圆有抗衰老作用，对脑细胞特别有益，能增强记忆力，消除疲劳。牛蹄筋与桂圆搭配食用具有延缓衰老、健脑益智的功效。

牛尾

oxtail

高蛋白、低脂肪、含钙量高

牛尾是指黄牛或水牛的尾部，含有蛋白质、脂肪、维生素B₁、维生素B₂、维生素C、铁、锌等营养成分，营养价值极高，常用作炖食。

牛尾由于高蛋白、低脂肪、含钙量高的特点，具有强筋健骨的功效，非常适合老年人食用，可用于防治老年骨质疏松的功效，且性质平和，美味又滋养，非常适合给体虚的人补身子用。牛尾还富含胶质，因此具有养颜和血的功效。

此外，牛尾还具有补肾益气的功效，

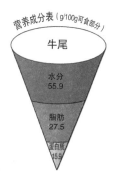

营养成分表 (g/100g可食部分)

牛尾

水分 55.9

脂肪 27.5

蛋白质 15.9

数据源于《中国居民膳食指南》

烹饪妙招

切牛尾：切牛尾时要找准关节处，一般来说中间三个手指的宽度就是牛尾的一个关节。

烹饪妙招

去腥膻：将牛尾与葱头、胡萝卜、芹菜一起炖煮30分钟即可去掉牛尾的腥膻味。

新鲜牛尾表面无斑点、破损，闻起来略微腥膻。

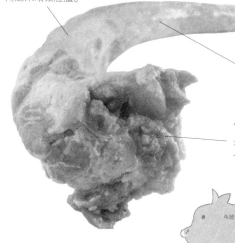

新鲜牛尾肉呈红色，脂肪呈白色，肉和骨头的比例相近。

优质牛尾一头较粗，约为拳头粗细，另一头则较细，约食指粗，肉由厚到薄。

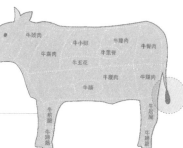

强精党参牛尾汤

美食

▶ 补肾养血，益气固精

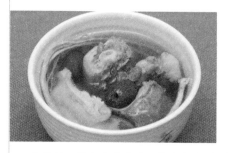

材料：

牛尾1个、牛肉半斤、牛蹄筋2两、黄芪2两、党参8钱、当归6钱、红枣1两、枸杞6钱。

做法：

1.将牛蹄筋用清水浸泡30分钟左右，再下水清煮15分钟左右。

2.牛肉洗净，切块；牛尾剁成寸段，备用。

3.将所有的材料放入锅中，加适量的水，大约盖过所有的材料，用大火煮沸后，转小火煮2小时，调味即可。

功效：

牛尾具有强壮腰肾的功效，是不可多得的滋补食材。此汤可补肾养血，益气固精，对于男子阳痿不举等性功能障碍或腰膝酸软等症状都有一定的疗效。而且，此汤还可以提升体力、增强机体免疫力，从根本上调理元气，促进性激素分泌。

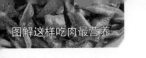

牛心

ox heart

治疗健忘、心悸的补心食材

牛心即牛的心脏。牛心与猪心相比，纤维较粗，因此在烹饪前需要腌制，可以使用淀粉、小苏打、姜、米酒打汁制成的粉浆来腌制。烹饪牛心以牛杂汤、炒牛心居多。

牛心含有蛋白质、脂肪、钾、磷等营养物质，具有养血补心的功效，适合治疗健忘、心悸等病症。健忘、惊悸患者还可多食富含维生素C的水果和新鲜蔬菜，以及脂肪含量较低的鱼类及蛋白质含量丰富的贝类。

营养成分表（g/100g可食部分）

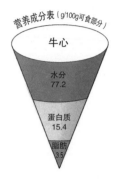

牛心

水分 77.2

蛋白质 15.4

脂肪 3.5

数据源于《中国居民膳食指南》

🧍 烹饪妙招

牛心烹饪时适合切成薄片，可以缩短熟的时间，但不宜煮得太久，否则会使牛心变硬。

🌿 清洗妙招

牛心的腥味比较重，清洗时需要反复用流水冲洗。

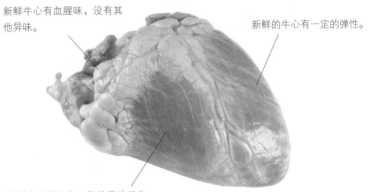

新鲜牛心有血腥味，没有其他异味。

新鲜的牛心有一定的弹性。

新鲜牛心呈红色，脂肪呈淡粉色，没有发黑发紫的现象。

卤牛心

美食

▶ 强心补心，改善健忘

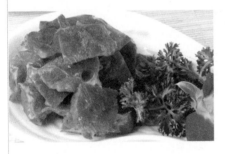

材料：

牛心400克，盐、鸡精、酱油、花椒、桂皮、葱、蒜、白糖、大料等各适量。

做法：

1.牛心剖开，除去淤血，切除筋络，洗净后放入沸水中焯20分钟，捞出沥干。

2.葱洗净切段，蒜洗净切片。将葱蒜及其他香料放在纱布袋中扎紧，然后与牛心一起放入清水中卤至汤沸，撇去浮沫，加入酱油、盐、鸡精等调料，再卤50分钟。

3.熄火，保持牛心在卤汁中晾凉。取出切片装盘，淋入少许卤汁即可。

功效：

本道美食色彩鲜艳，入口筋道，口感美味。由于以牛心为主材料，还具有强心补心的功效，可有效改善健忘、失眠、疲劳等症状。

牛鞭

bull whack

补肾壮阳，男性的滋补佳品

牛鞭即雄牛的外生殖器，含有蛋白质、脂肪、雄激素等成分，具有补肾壮阳、益精补髓的功效，适合治疗肾虚阳痿、遗精、腰膝酸软等症，是成年男性的滋补佳品。

中医认为『肾藏精』，先天之精禀受于父母，主掌生育繁殖；后天之精则是由水谷精微生化而来，主掌生长发育。除牛鞭外，鸡肉、羊肉、黑芝麻、山药、猪肉等也有壮肾固精的功效。

一般来说，牛鞭适合冬季食用，未发育的儿童及更年期老龄男性不适宜食用。此外，牛鞭不宜多食，且应根据症状谨遵医嘱食用。

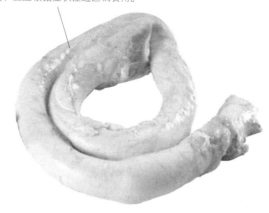

养生妙方

3斤牛鞭小火煮4小时，处理干净。将500克鸡脯肉、适量胡萝卜、青椒、料酒、葱、姜放锅中，加清水煮1小时，加盐调味。本方补肾壮阳，理虚益气。

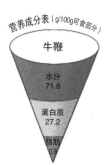

营养成分表（g/100g可食部分）

牛鞭

水分 71.8

蛋白质 27.2

脂肪 0.9

牛脑

ox brain

养血息风，治疗神经衰弱

牛脑即牛的大脑，含有蛋白质、磷、钾等营养成分，具有养血息风、生津止渴、消食化积等功效，适合治疗神经衰弱、头昏眩晕等症。除了牛脑外，开心果、生菜、葡萄、百合、核桃、葵花籽、芹菜等食物对缓解神经衰弱也有一定的作用。

每100克牛脑中胆固醇含量高达2447毫克，因此高脂血症、冠心病等心脑血管疾病患者应避免食用。

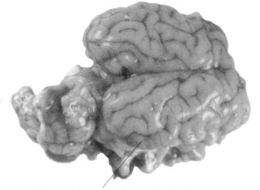

牛脑呈淡粉红色且质地细嫩。食用时要除去表面的脑膜，挑去血管。通常采取煎炒、切块油炸或搅拌成泥糊状与牛奶混合的方式食用。

养生妙方

取白芷、川芎各三钱，研成细末，用黄牛脑蘸上细末，加酒煮熟，趁热吃下。主治偏正头痛。

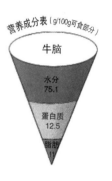

营养成分表（g/100g可食部分）

牛脑

水分 75.1

蛋白质 12.5

脂肪 11

羊肉类 | mutton

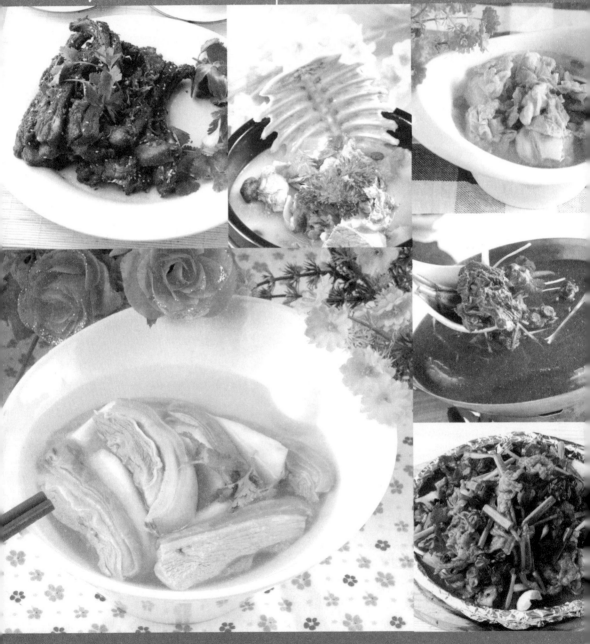

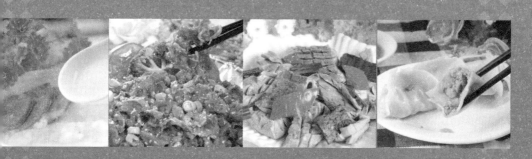

温补气血、开胃健力、通乳治带

羊肉具备增强体力、强健身体的功效，是冬季进补的佳品。

烤羊腿色香味俱全、外焦里嫩、干酥不腻，深受人们喜爱。

冬季常吃羊肉片可增加人体热量，有助于抵御寒冷，预防流感。

羊肚具有健脾补虚、益气健胃、固表止汗的功效。

羊排肥瘦结合，肉质松软，非常适合烤、烧、炖等烹饪方式。

羊肾具有补肾壮阳的功效，适合治疗遗精、阳痿、尿频等症。

羊肝含有维生素A、铁，具有养肝、明目、益血的功效。

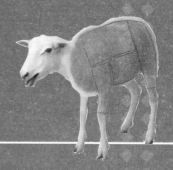

Method ▼

羊肉　　羊肉各部位适合的烹饪法

羊头

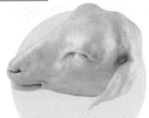

羊头皮多肉少，适合卤、酱等烹饪方式。

羊尾

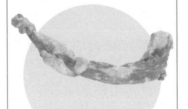

羊尾含有较多油脂，适合炒、涮等烹饪方式。

羊脊背

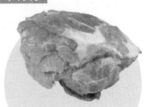

羊脊背包括里脊和外脊，是羊肉中肉质较嫩的部位，是羊肉中的上品，适合炒、爆、炸等烹饪方式。

羊胸

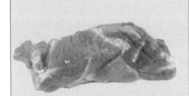

羊胸瘦肉多、肥肉少，适合炒、涮、熘、烧、焖等烹饪方式。

羊肋条

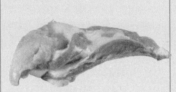

羊肋条肥瘦相间，肉质较嫩，一般带骨食用，适合炸、炒、爆等烹饪方式。

羊前腿

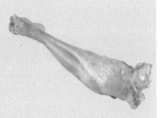

羊前腿适合炖、烧、酱等烹饪方式。

前腱子

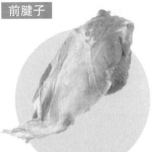

前腱子适合卤、酱等烹饪方式。

羊后腿

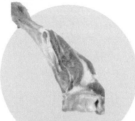

羊后腿的肉肥瘦各占一半，肉质较嫩，比羊前腿肉多，适合炸、烤、炒、涮、爆等烹饪方式。

后腱子

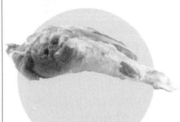

后腱子肉质较老，筋较多，适合卤、酱等烹饪方式。

Method ▼

羊肉的三大去腥方式

去腥方式 1 …炸羊肉

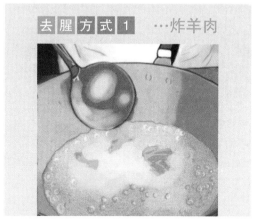

「材料」

羊肉块600克、色拉油300毫升。

「做法」

取一只铁锅，倒入300毫升的色拉油，开中火等油温大约热到160℃时，把羊肉块放入过油，1分钟后即可起锅并沥干油脂。

去腥方式 2 …汆烫羊肉

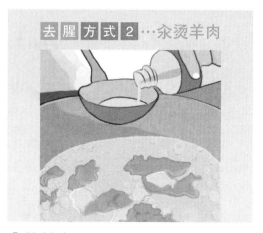

「材料」

羊肉块600克、水300毫升、米酒25毫升

「做法」

取一只铁锅，加入300毫升的水和羊肉块，等水煮开后加入米酒，大约1分钟后即可熄火起锅。

去腥方式 3 …炒麻油

「材料」

羊肉块600克、胡麻油50毫升、老姜75克。

「做法」

1.将老姜切片备用。

2.取一只铁锅，开中火，放入切好的老姜片和胡麻油爆香，大约炒2分钟，直到姜片呈焦黑状。

3.把切块的羊肉放入锅中翻炒，直到羊肉五成熟即可起锅。

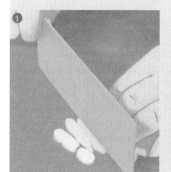
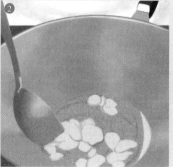
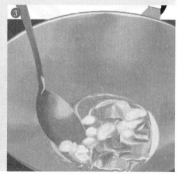

羊肉

mutton

强身健体、驱寒暖胃的冬季进补佳品

羊肉含有蛋白质、脂肪、B族维生素及铁等营养成分，具备增强体力、强身健体、保持体温、缓解腹痛或腹泻等多重功效，是适合冬季进补的佳品。B族维生素可以促进蛋白质、糖类和脂肪的代谢，将能源供应到全身体与大脑。B族维生素中的烟酸除了可以促进糖类和脂肪代谢，还可促进血液循环，防止宿便。铁能预防及改善贫血。除此之外，羊肉也是手脚冰冷或无活力的女性最合适的补品。

营养成分表（g/100g可食部分）

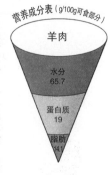

羊肉

水分 65.7

蛋白质 19

脂肪 14.1

数据源于《中国居民膳食指南》

饮食禁忌

高血压、肠炎、感冒、痢疾及素体有热者不宜食用。

保存方法

最好在购买后2~3天内食用完，剩余部分可用保鲜膜包起来，放入冰箱冷冻室保存即可。

新鲜羊肉肉色鲜红均匀，有光泽，不混浊，脂肪的颜色泛白。

新鲜羊肉的肉细而紧密，有弹性，不黏手。

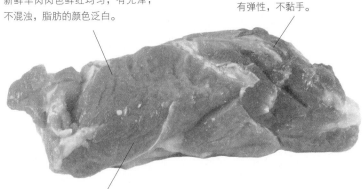

新鲜羊肉有少许的膻味，无其他刺激性或腥臭的异味。

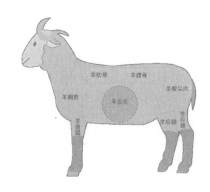

羊肋骨　羊腰脊
羊胸肉　羊臀尖肉
羊五花
羊腩肉　羊后腿
羊前腿

中国营养协会推荐
—— 餐桌上的膳食宝塔

烟酸——经常饮酒的人应积极摄取

羊肉中含有的烟酸除了有助于糖类和脂肪的新陈代谢之外，还具有强健皮肤和黏膜、保护消化器官的健康、防止宿便、促进血液循环等功效。当身体缺乏维生素B_1、维生素B_2、维生素B_6时，会降低烟酸的合成能力。因此，经常饮酒、肌肤粗糙、手脚冰凉的人都应积极摄取烟酸。烟酸丰富的食物包括沙丁鱼、猪内脏、黄绿色蔬菜等。

—— 来源于《中国居民膳食指南》

针对症状

食欲不振	▶	山药羊肉汤 P85
手脚冰冷	▶	小炒羊肉 P86
阳　痿	▶	枸杞核桃炖羊肉 P86
身体瘦弱	▶	羊肉金针菇蒸饺 P86

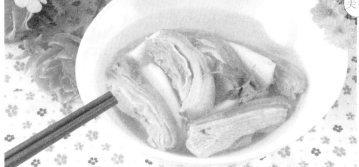

美食

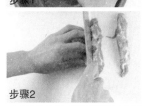

刀工讲解

步骤1

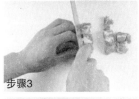

步骤2

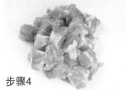

步骤3

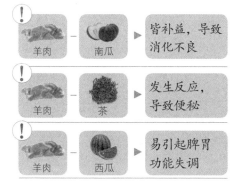

步骤4

← 操作步骤

步骤1
将羊肉洗净擦干

步骤2
将羊肉切成条

步骤3
将条切成块

步骤4
完成

山药羊肉汤

材料：

羊肉300克，山药200克，蒜苗若干棵，盐、鸡精、酱油、葱、姜、料酒、枸杞子各适量。

做法：

1.山药去皮洗净，切块；蒜苗择洗干净，切段；羊肉洗净，切块；枸杞子泡发洗净；葱、姜洗净切丝。

2.炖锅置上烧开，加入山药，加入调料和羊肉大火烧开，改小火炖1个小时，放入蒜苗继续炖几分钟即可。

羊肉加山药，改善食欲不振

羊肉具有温补脾胃的功效，可以治疗脾胃虚寒所致的反胃、身体瘦弱、畏寒等症。

山药中含有淀粉酶、多酚氧化酶等物质，能促进蛋白质和淀粉的分解，有利于增强脾胃消化和吸收的功能，是食欲不振、消化不良者的保健食品。羊肉和山药搭配食用可以很好地保护胃的正常功能，有效改善食欲不振等脾胃虚弱所致的症状。

此外，山药含有可溶性纤维，能推迟胃内食物的排空，控制饭后血糖升高，具有调节血糖的功效，可用于改善糖尿病脾虚泄泻、小便频数的症状。山药还具有美容的功效，爱美的女性不妨试试。

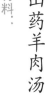

肉类在饮食中的死对头

羊肉不适合的两种吃法

1.醋溜羊肉

羊肉中富含蛋白质，醋中含有醋酸，二者一起烹饪时就会发生反应，造成肠胃不适、消化不良，甚至腹泻。同时醋还会影响羊肉的温补作用。

2.豆酱羊肉

羊肉性温，豆酱性寒，二者同食会抵消营养。二者皆富含蛋白质，同食影响肠胃消化。

! 羊肉	—	南瓜	▶	皆补益，导致消化不良
! 羊肉	—	茶	▶	发生反应，导致便秘
! 羊肉	—	西瓜	▶	易引起脾胃功能失调

美食

小炒羊肉

驱寒暖体，改善手脚冰冷

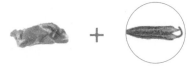

羊肉　＋　辣椒

膳食功效

　　羊肉与同样具有暖体功效的辣椒、葱、姜搭配，可使驱寒暖体的作用加强，有效改善手脚冰冷。

材料：

羊肉300克，尖椒若干个，醋、盐、料酒、葱、鸡精、姜、蒜、酱油、白糖、胡椒粉等各适量。

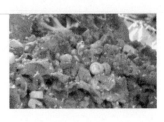

做法：

1.羊肉洗净切丝，与盐、鸡精、料酒、醋等腌制。

2.葱、蒜、姜洗净切碎。

3.油锅烧热，加入葱姜蒜爆香，然后放入羊肉大火翻炒数下，放入辣椒，然后放入酱油、白糖、胡椒粉、料酒炒匀，菜熟即可熄火。

枸杞核桃炖羊肉

滋补健身，治疗阳痿

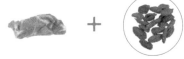

羊肉　＋　枸杞

膳食功效

　　枸杞含有多糖等营养成分，具有补气强精、滋补肝肾的功效，与羊肉搭配可滋补健身，治疗阳痿。

材料：

羊肉200克，枸杞适量，核桃仁50克，盐、鸡汤、料酒、葱丝、姜丝各适量。

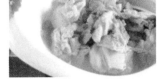

做法：

1.羊肉洗净，放入开水中焯一下，捞出沥干切片。

2.核桃仁放入开水中烫几分钟，捞出，用牙签除去外衣，擀碎；枸杞子洗净。

3.炖锅置火上，放入鸡汤烧开，加入羊肉及料酒、葱、姜、枸杞小火炖至九成熟，熄火，撒上核桃粒，搅匀即可。

羊肉金针菇蒸饺

强身健体，改善体弱乏力

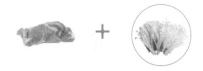

羊肉　＋　金针菇

膳食功效

　　金针菇能有效增强机体的生物活性，促进身体的新陈代谢，与羊肉同食可强身健体，改善体弱乏力。

材料：

羊肉500克，金针菇200克，面粉700克，荠菜一把，葱1棵，蚝油、盐、白糖、香油各适量。

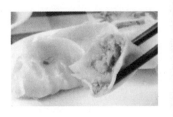

做法：

1.面粉中倒水和成面团，醒20分钟，揉匀搓成长条，摘剂，擀成圆皮。

2.羊肉剁肉馅；葱、金针菇和荠菜剁成碎末；将羊肉和金针菇、荠菜、葱倒入小盆中，放适量的蚝油、白糖、盐、香油搅拌均匀，即成馅料。

3.包饺子，烧水，饺子蒸15分钟即可。

羊腿

gigot

补充精力、消除疲劳的长寿肉

羊腿即羊的腿部，分羊前腿和羊后腿。羊腿与其他部位的羊肉一样，含有蛋白质、脂肪、B族维生素、铁等营养成分，可起到进补和防寒的双重效果，同时还可补充精力、消除疲劳、增强体能，民间有「要长寿，吃羊肉」的说法。

羊腿肉质细嫩，属于高蛋白、低脂肪食物。烤羊腿是蒙古人招待远方客人最具特色的菜肴之一，由于色香味俱全，外焦里嫩、干酥不腻而受到很多人的喜欢。

营养成分表（g/100g可食部分）

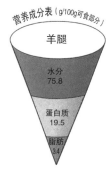

羊腿

水分 75.8

蛋白质 19.5

脂肪 3.4

数据源于《中国居民膳食指南》

饮食禁忌

牙痛、口舌生疮、咯吐黄痰及发热等有上火症状者忌食。

保存方法

用保鲜膜包好后，外面再包一层报纸和毛巾，然后放入冷冻室即可保存较长时间。

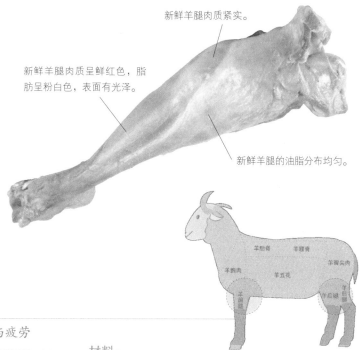

新鲜羊腿肉质紧实。

新鲜羊腿肉质呈鲜红色，脂肪呈粉白色，表面有光泽。

新鲜羊腿的油脂分布均匀。

孜然羊肉

美食

▶ 缓解肌肉酸痛与疲劳

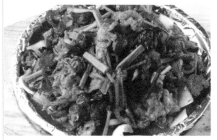

材料：

羊腿肉500克，辣椒粉、孜然粉、姜粉、盐、花雕酒、淀粉、植物油各适量。

做法：

1.羊肉切成肉片，用盐、花雕酒、淀粉抓匀，腌制15分钟。

2.开火，锅中倒油，烧至五成热，把腌制好的羊肉放入锅中翻炒，待肉片变色即可盛出。

3.将锅加热，倒入适量的油，把辣椒粉、孜然粉、姜粉加进去，小火煸炒出香味。

4.把羊肉倒进去快速翻炒几下，待锅里调料把羊肉裹匀即可装盘。

功效：

羊腿所含的蛋白质能及时补充人体所消耗的热量，有效地消除人体疲劳；所含的铁可帮助消除乳酸等物质，缓解肌肉酸痛与疲劳。

羊肉片

mutton slice

抵御寒冷的美味涮羊肉

羊肉片是将羊肉经机器切制成长17~20厘米、宽3~6厘米的整齐薄片，是涮羊肉的主要原料之一。涮羊肉是人们冬季里非常喜欢的一道美食，是将羊肉片、肥牛、蔬菜、豆腐、鱼丸等食材放到火锅中，用沸水涮熟后蘸调料食用的一种料理。由于羊肉非常容易熟，加热时间长反而会变硬，因此形成了火锅随吃随涮的特色。

由于羊肉性温，冬季常吃羊肉片，可以增加人体热量，抵御寒冷，预防流感。

营养成分表（g/100g可食部分）

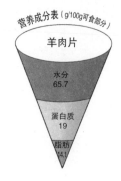

羊肉片

水分	65.7
蛋白质	19
脂肪	14.1

数据源于《中国居民膳食指南》

饮食禁忌

高血压、肠炎、感冒、痢疾患者及素体有热者不宜食用。

保存方法

摊好，用保鲜膜包好，放入冰箱冷冻室保存。

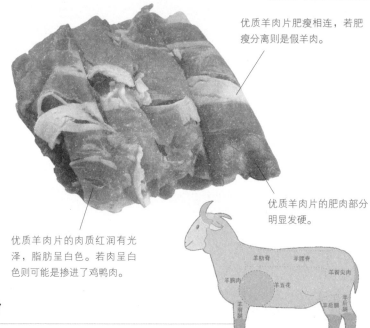

优质羊肉片肥瘦相连，若肥瘦分离则是假羊肉。

优质羊肉片的肥肉部分明显发硬。

优质羊肉片的肉质红润有光泽，脂肪呈白色。若肉呈白色则可能是掺进了鸡鸭肉。

洋葱羊肉面

美食

▶ 驱风散寒，抵御流感病毒

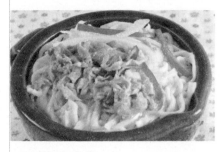

材料：

宽条面400克，羊肉片200克，洋葱一个，香葱1棵，高汤、色拉油、酱油、料酒、醋、白糖、盐、味精、红油、胡椒粉、湿淀粉各适量。

做法：

1.洋葱切丝；香葱切葱花；羊肉片倒入适量料酒、酱油、胡椒粉、湿淀粉腌制10分钟。

2.烧开半锅水，将面条挑散，倒入锅中，熟后捞出，沥水，盛碗中。

3.炒锅内倒油，烧至六成热，放入羊肉片煸炒至七分熟，倒入洋葱翻炒，烹入料酒、盐、醋、白糖、味精、红油和高汤，煮沸后关火即成卤汁。

4.将卤汁倒入面碗中，撒上香葱，搅拌均匀即可。

功效：

洋葱气味辛辣，有较强的杀菌能力，具有驱风散寒的作用。洋葱与羊肉同食可以抗寒，抵御流感病毒。

羊肚

goat tripe

健脾补虚、益气健胃、固表止汗

羊肚是山羊或绵羊的胃，含有蛋白质、烟酸、维生素A、钙、钾、磷等营养物质。羊肚味甘，性温，入脾、胃经，具有健脾补虚、益气健胃、固表止汗的功效，适用于治疗虚劳羸瘦、胃气虚弱、手足烦热、不思饮食、反胃、消渴、盗汗、尿频等症。

羊肚中含有较多的胆固醇，100克羊肚中胆固醇含量高达124毫克。营养学专家建议，最好不要以油炸的方式烹饪动物内脏，以免摄入过多胆固醇。

营养成分表（g/100g可食部分）

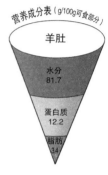

羊肚

水分 81.7

蛋白质 12.2

脂肪 34

数据源于《中国居民膳食指南》

饮食禁忌

高血压、高血脂症、动脉粥样硬化等心脑血管疾病患者忌食。

清洗妙招

将羊肚用少量温水加少许盐稍加搓洗，然后用清水冲洗干净。

新鲜羊肚表面干爽，湿度适宜，不会太干，也不会发黏。

新鲜羊肚颜色发黄，表面无斑点、肿块等异物。

新鲜羊肚有少许的腥味，没有刺激性异味或者臭味。

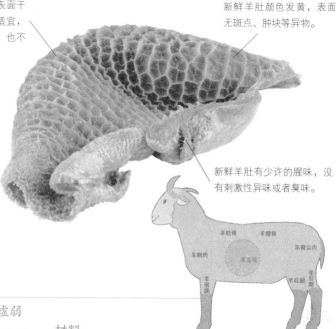

蔬菜羊肚汤

美食

▶ 健脾补虚，改善胃气虚弱

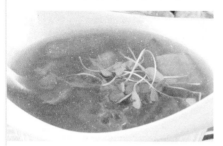

材料：

羊肚300克，胡萝卜100克，土豆200克，香椿50克，姜片、葱段、料酒、盐、胡椒粉各适量。

做法：

1.将羊肚洗净，切丝备用；胡萝卜、土豆切块备用；香椿切段备用。

2.锅内加水，放入胡萝卜块、土豆快、葱段、姜片，煮至七成熟。

3.向锅中加入羊肚丝、香椿段和料酒。

4.煮至肚丝全部浮上汤面时，转小火煮15分钟。

5.最后加盐、胡椒调味即可。

功效：

胡萝卜含有丰富的食物纤维，可促进肠道的蠕动，能发挥整肠的功效。土豆对消化不良和排尿不畅有很好的疗效。因此羊肚和胡萝卜、土豆搭配食用可健脾补虚，改善胃气虚弱的症状。

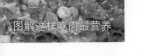

羊排

muttonchop

强筋壮骨、养阴补虚

羊排又名羊肋条，即肋骨处连着肋骨的肉，外面覆盖一层薄膜，肥瘦结合，肉质松软，非常适合烤、烧、炖等烹饪方式。

羊排的营养非常丰富，含有优质蛋白质、脂肪、钙、磷、铁、维生素A、维生素B₆、维生素B₁₂等营养物质，具有强筋壮骨、养阴补虚的功效。

烤羊排是西部地区的风味食品，选用上等新鲜的羊排，经过精心腌制，淋上独特的酱料烤制而成，因此具有入口柔嫩、焦香浓郁的口感特点。

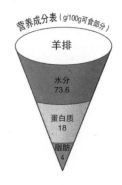

营养成分表（g/100g可食部分）

羊排

水分 73.6
蛋白质 18
脂肪 4

数据源于《中国居民膳食指南》

烹饪妙招

烤羊排的时侯，在烤箱内放入一个装满水的器皿，可以防止羊排被烤焦。

保存方法

放入冰箱冷冻室保存。

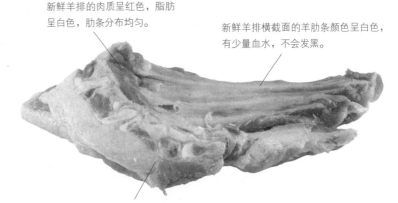

新鲜羊排的肉质呈红色，脂肪呈白色，肋条分布均匀。

新鲜羊排横截面的羊肋条颜色呈白色，有少量血水，不会发黑。

新鲜羊排的肉质鲜嫩，瘦肉多，外沿有一圈肉筋。

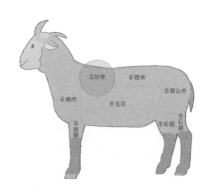

羊肋脊　羊腰脊
羊胸肉　羊臀尖肉
羊颈肉　羊五花
羊后腿　羊前腿

中国营养协会推荐
—— 餐桌上的膳食宝塔

动物性食物务必熟透再吃

　　未熟的畜肉中可能有旋毛虫、囊虫或绦虫，生吃肉类食物不但不能很好地吸收营养物质，还会对身体造成一定的伤害。因此，肉类食物一定要加热熟透后再吃。也就是将烹饪食物的温度达到100℃，并保持一段时间。对于加热羊排这类体积比较大的食物时，这点显得尤为重要，一定要将烹饪的时间相应延长，保证食物已经彻底熟透，以免产生外熟里生的现象。

　　　　—— 来源于《中国居民膳食指南》

针对症状

身体乏力	▶ 川味羊排 P91
体　寒	▶ 椒盐羊排 P91
病后体虚	▶ 鱼羊呈鲜 P91
贫　血	骨质疏松

美食

川味羊排

改善体质，降压减肥

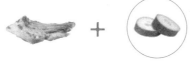

羊排 ＋ 冬瓜

膳食功效

　　本道美食中含有丰富的膳食纤维和矿物质，身体易疲乏的人经常食用可以改善体质、降压减肥。

材料：

羊排500克，冬瓜500克，姜片、大料、豆瓣酱、红椒、油、盐、胡椒粉、料酒、味精各适量。

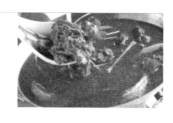

做法：

1.羊排斩小块，开水中烫5分钟，捞出洗净，斩段；冬瓜切块。

2.油倒入锅中，烧热后放豆瓣酱和红椒炒出香味，放羊排、姜、料酒、大料和清水大火烧沸，改小火炖60分钟，放冬瓜再炖20分钟。

3.将姜块、大料捞出，加盐、胡椒粉、味精起锅即可。

椒盐羊排

驱寒暖体，改善体寒

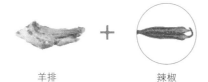

羊排 ＋ 辣椒

膳食功效

　　本道美食味道辛辣，具有发散风寒的功效，能促进新陈代谢和血液循环，驱寒暖体，改善体寒。

材料：

羊排500克，辣椒1根，葱末、蒜末、胡椒、盐、糖、洋葱、姜片、料酒、熟芝麻各适量。

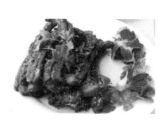

做法：

1.羊排斩段，洋葱切丁，辣椒切丝。

2.羊排放盆中，放洋葱、糖、姜片、料酒和水抓匀，腌30分钟。

3.羊排放入烤箱，烤至出油，取出沥油。

4.油锅烧热后放辣椒、蒜、葱爆香，倒入羊排，撒胡椒、盐，至羊排金红色，撒熟芝麻即可。

鱼羊呈鲜

补虚养身，恢复元气

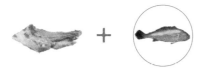

羊排 ＋ 黄花鱼

膳食功效

　　黄花鱼富含优质蛋白质、不饱和脂肪酸，可增强体质、延缓衰老，与羊排同食可补虚养身，恢复元气。

材料：

羊排350克，黄花鱼1条，白萝卜、红枣、花椒、干辣椒、味精、盐、绍酒、葱、姜、蒜各适量。

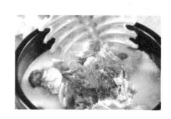

做法：

1.鱼切花刀，盐腌10分钟；白萝卜切块。

2.羊排剁块，用辣椒、花椒、盐、绍酒、味精腌10分钟，放锅中，加清水烧开，小火焖40分钟。

3.炒锅放清水、黄花鱼、红枣、葱、姜、蒜、羊排、白萝卜一起煮沸，小火烧10分钟即可。

羊肾

goat kidney

补肾壮阳、益精生髓

羊肾，又称羊腰子。羊肾含有蛋白质、脂肪、维生素A、烟酸、钾、磷、钠、硒等营养成分，具有补肾壮阳、益精生髓的功效，适合治疗腰酸腰痛、遗精、阳痿、头晕耳鸣、消渴、尿频等症。

值得人们注意的是，羊肾不可过多食用，也不可频繁食用。研究显示，过多食用羊肾会导致重金属沉淀在体内排泄不出去，反而会造成男性睾丸、附睾等组织器官发生结构功能上的退行性病变，导致男性生殖功能减退。

营养成分表（g/100g可食部分）

羊肾

水分 78.2

蛋白质 16.6

脂肪 2.8

数据源于《中国居民膳食指南》

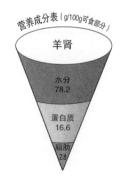

饮食禁忌

感冒发烧者忌食。

新鲜羊肾呈红色，表面无发黑发紫的异常变色现象。

新鲜羊肾富有弹性，用手指按压会恢复，没有变形现象。

保存方法

放入冰箱冷冻保存。

新鲜羊肾有少许的血腥味，不会有异常的刺激性味道或臭味。

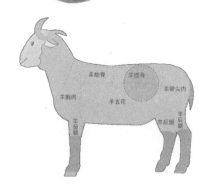

中国营养协会推荐
—— 餐桌上的膳食宝塔

适量摄入胆固醇

每100克可食部分的羊肾平均含有289毫克胆固醇，而研究表明，为防止摄入胆固醇过多而引起不良反应，建议成人每天摄入的胆固醇含量不得超过300毫克，如果是高血脂者，则不应超过200毫克。

虽然过多摄入胆固醇会引起血脂升高，但研究表明，胆固醇对人体也有着重要的生理意义，例如参与细胞膜和神经纤维的组成。胆固醇水平过低还会使某些恶性肿瘤的发病率升高。

—— 来源于《中国居民膳食指南》

针对症状

阳 痿	▶ 杜仲煨羊腰 P93
遗 精	腰酸腰痛
头晕耳鸣	消 渴
尿 频	筋骨无力

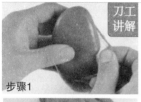

刀工讲解

步骤1

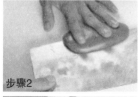

步骤2

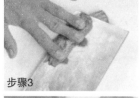

步骤3

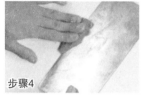

步骤4

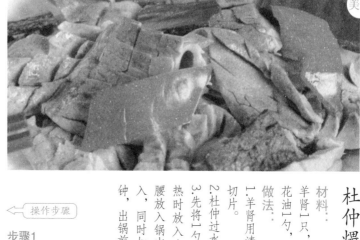

美食

← 操作步骤

步骤1
剥去羊腰外衣

步骤2
羊腰背后开一刀

步骤3
切去羊臊筋

步骤4
将羊腰片成片

杜仲煨羊腰

材料

羊肾1只，杜仲10克，生姜2片，红花油1勺，盐、味精各适量。

做法

1. 羊肾用清水洗，去除杂质。

2. 杜仲过水洗，去除异味，清洗后切片。

3. 先将1勺油放入锅中，加热到六成热时放入生姜两片炝锅，之后把羊腰放入锅中翻炒2分钟，再把杜仲放入，同时加1碗水，小火煨30～40分钟，出锅前放适量盐和味精即可。

羊肾加杜仲，有效改善阳痿

本道美食适合在肾阳虚的情况下食用。杜仲、羊腰皆具有补肾助阳的功效，对阳痿、腰膝酸软等症可起一定的调理作用。此外，杜仲还可以补肝肾、强筋骨，对于改善肾虚腰痛、筋骨无力、高血压等症效果显著。

阳痿是指男子在有性交的一种疾病。精神因素、神经系统病变、内分泌系统病变、泌尿生殖器官病变以及慢性疲劳等因素，都可引发阳痿。

除了羊肾和杜仲外，核桃、韭菜、枸杞子、桂圆都具有补肾壮阳的功效，对于改善阳痿有一定的辅助作用。

阳痿是指男子在有性欲望时，阴茎不能成功勃起或勃起不坚，妨碍性交的一种疾病。

魔法的饮食搭配

韭菜——助阳固精的"起阳草"

韭菜口感香辛，是人们日常餐桌上常见的食材。韭菜富含维生素 B_2、胡萝卜素、维生素C及钙、铁、锌、磷等矿物质。最难能可贵的是其富含的锌，使韭菜具有助阳固精的功效，中医药典中赠其美誉——起阳草。

食用韭菜可以改善早泄、遗精、阳痿、多尿、泄泻、经闭、腹中冷痛、胃中虚热、腰膝痛和产后出血等症。

羊肾	+ 韭菜	▶ 补肾壮阳，治疗阳痿
 羊肾	+ 枸杞	▶ 滋补肾气，治肾虚症
羊肾	+ 白果	▶ 补肾止遗，治小儿遗尿

羊肝

lamb liver

补益肝脏、养护眼睛的上等食材

羊肝即羊的肝脏，含有蛋白质、脂肪、维生素A、铁、磷等营养素，具有养肝、明目、益血的功效。羊肝富含的维生素A可有效防治夜盲症和视力减退，改善多种眼部疾病；羊肝富含的铁是产生血红蛋白必需的元素，可有效预防缺铁性贫血，适量食用可使皮肤红润有光泽，改善疲倦、面色青白等症状；羊肝富含的维生素B$_2$是人体新陈代谢中许多酶和辅酶的组成部分，具有促进身体代谢的功效。

营养成分表（g/100g可食部分）

羊肝

水分 69.7

脂肪 7.4

蛋白质 3.6

数据源于《中国居民膳食指南》

清洗妙招

肝是解毒器官，因此鲜肝不要急于烹饪，首先将其放在水龙头下冲洗10分钟，然后放在水中浸泡30分钟。

保存方法

无论是生的或已煮熟切好的羊肝，可用豆油将其涂抹搅拌，再放入冰箱冷藏，可延长羊肝的保鲜期。

新鲜的羊肝颜色鲜红，表面光泽，没有污点或变色现象。

新鲜的羊肝无异味。

新鲜的羊肝用手触摸柔软而富有弹性，没有结节，表皮不发黏。

中国营养协会推荐
—— 餐桌上的膳食宝塔

烹调油是肝类食物最好的伙伴

由于羊肝等肝类食物中富含的维生素A属于脂溶性维生素，因此当经过烹调油的烹饪，维生素A更能发挥其营养价值。

日常生活中，我们常常会长时间食用一种烹饪油，这样便会造成营养的单一性，不妨尝试经常更换烹调油的种类。大豆油、玉米油、花生油、芝麻油、橄榄油、菜籽油等植物油脂肪酸构成不同，都各具营养价值。

—— 来源于《中国居民膳食指南》

针对症状

夜盲症	▶ 羊肝萝卜粥 P95
眼睛干涩	贫血
皮肤粗糙	疲倦
视力下降	青春痘

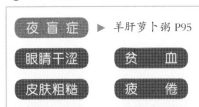

美食

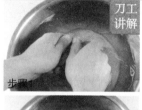
刀工讲解
步骤1

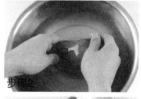
步骤2

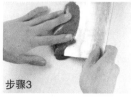
步骤3

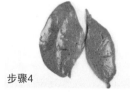
步骤4

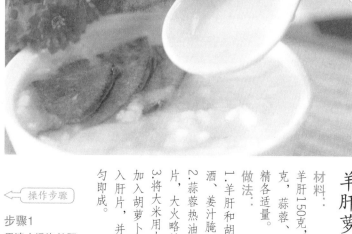

操作步骤 ←

步骤1
用清水浸泡羊肝

步骤2
将羊肝清洗干净

步骤3
将羊肝切成片状

步骤4
完成

羊肝萝卜粥

材料：

羊肝150克、胡萝卜100克、大米100克、蒜蓉、色拉油、葱花、盐、味精各适量。

做法：

1. 羊肝和胡萝卜切丁，把肝片用绍酒、姜汁腌10分钟。

2. 蒜蓉热油爆香后，向锅中倒入肝片，大火略炒，盛起。

3. 将大米用大火20分钟熬成粥，然后加入胡萝卜，焖15~20分钟，再加入肝片，并下入盐、味精和葱花调匀即成。

羊肝加胡萝卜，预防夜盲症

羊肝含有丰富的维生素A，具有补血明目的功效，可防治夜盲症和视力减退，对多种眼疾的治疗都有一定的帮助。胡萝卜富含胡萝卜素，具有补肝明目的作用，可治疗夜盲症。

夜盲症是指在夜间或光线昏暗的环境下看不清，行动出现障碍的一种疾病。而维生素A是构成视觉感光物质的重要成份，可提高眼睛在较暗光线下的适应能力，可有效改善夜盲症。除羊肝和胡萝卜外，猪肝、牛肝、鸡肝、蛋类、奶油、鱼肝油、菠菜、韭菜、油菜、荠菜等都含有丰富的维生素A或胡萝卜素，具有预防夜盲症的功效。

羊肝不宜与富含维生素C的食材同食

羊肝中钙、铁、磷等金属元素含量非常丰富，而这些元素能使食材中的维生素C氧化为脱氢维生素C，从而使维生素C失去原有的功效。同理，富含金属元素的猪肝、牛肝、鸡肝等其他动物肝脏类食物都不宜与富含维生素C的食材同食。

富含维生素C的食物包括猕猴桃、红枣、青椒、草莓、柚子、柑橘、西瓜、绿叶蔬菜等。

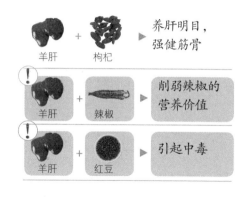

羊肝 + 枸杞 ▶ 养肝明目，强健筋骨

羊肝 + 辣椒 ▶ 削弱辣椒的营养价值

羊肝 + 红豆 ▶ 引起中毒

羊脑

goat brain

益阴补髓、润肺泽肌

羊脑即羊的脑髓，含有蛋白质、脂肪以及磷、钾、硒、钙等矿物质，具有益阴补髓、润肺泽肌的功效，适合治疗肺痨、虚劳羸弱、骨蒸劳热、咳嗽无痰、中老年皮毛憔悴、枯槁无华等症。

羊脑中胆固醇的含量极高，每100克羊脑中胆固醇含量高达2004毫克，因此中老年人，尤其是心血管疾病患者应忌食羊脑。此外，感冒发热期间也应忌食羊脑。

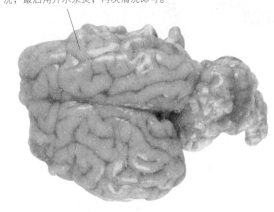

新鲜羊脑呈淡粉红色且质地细嫩。处理羊脑时先将羊脑用盐水泡一个小时，然后用清水反复清洗，最后用开水汆烫，再次清洗即可。

养生妙方

将一副羊脑洗净，与30克枸杞盛在碗中，加适量的葱末、姜末、料酒、盐，搅拌均匀后上锅蒸制，直至呈豆腐状。本方具有补脑、缓解躯体疲劳的功效。

营养成分表（g/100g可食部分）

羊脑
水分 76.3
蛋白质 11.3
脂肪 10.7

羊肺

goat lung

补益肺气、利尿行水

羊肺即羊的肺部，含有丰富的蛋白质、脂肪、磷、铁、维生素E等营养素，具有补益肺气、利尿行水的功效，适合治疗肺痿、咳嗽、消渴、小便不利或频数等症。

人体肺脏主要功能是吐故纳新、吸清呼浊，调节人体内气机的升降出入。除羊肺外，梨、香蕉、苹果、梅子、草莓、西瓜、橄榄、薏米、柿子、花生、木耳等蔬果也有补养肺脏的功效。

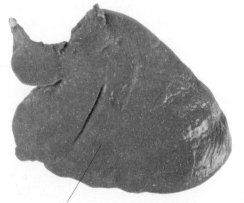

将新鲜羊肺的肺管套在水管下反复清洗干净后，然后放水中煮30分钟。捞出放凉，切成片，加入油、盐、蒜汁拌匀即可食用。

养生妙方

将一具羊肺洗净，将一两杏仁（净研）、柿霜、真酥、真粉分别和二两白蜜入水搅黏，灌入肺中，白水煮熟食用。本方可治疗久嗽肺燥、肺痿。

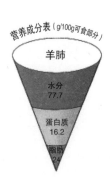

营养成分表（g/100g可食部分）

羊肺
水分 77.7
蛋白质 16.2
脂肪 2.4

羊血

goat blood

羊血含有蛋白质、钙、铁、钠等营养物质，具有活血补血、止血化淤的功效，适合治疗肠风痔血、产后晕血、妇女崩漏、外伤出血、跌打损伤等症。

羊血中含有较为丰富的钠，100克羊血中含有钠443.4毫克。钠持续处于不足的状态时，人体便会出现食欲不振、倦怠、精神不安等症，因此每日应适当摄取钠。根据世界卫生组织规定，成人每日可摄取10克以下的钠。

养生妙方

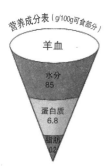

将200克羊血切成小块，放入碗中，倒入5克米醋，煮熟后用少许食盐、味精调味。本方具有化淤止血的功效，适合治疗内痔出血、大便出血等症。

营养成分表（g/100g可食部分）

羊血
水分 85
蛋白质 6.8
脂肪 0.2

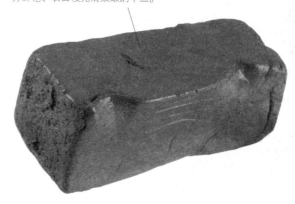

优质羊血一般呈暗红色，加热后会出现较均匀的气孔，摸起来比较硬且容易碎。不要购买颜色十分鲜艳、表面较光滑柔嫩的羊血。

羊蹄筋

mutton tendon

羊蹄筋，又称羊筋。羊小腿的韧带经过剔取、拉直、阴干等制作工艺，扎成小把的食材即羊蹄筋。

羊蹄筋含有丰富的蛋白质，胶原蛋白尤为丰富，脂肪和胆固醇的含量很低。羊蹄筋具有养颜美容、强筋壮骨的功效，可使皮肤更富有弹性和韧性，也能预防腰膝酸软，骨质疏松，非常适合中老年女性食用，同样适合生长发育迟缓的青少年。

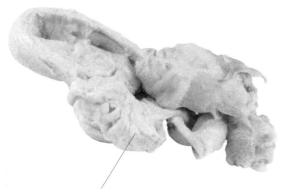

新鲜的羊蹄筋呈粉白色，富有弹性。颜色过于发白、有刺激性味道的羊蹄筋大多数是用火碱等工业碱泡制的，尽量不要购买。

养生妙方

将一具白羊蹄处理干净，用草火烧之令其黄赤，水煮半熟，放30克胡椒、毕拔、干姜，葱白1升，豉2升，煮至极烂、除药，每日一具，七日一疗程。本方主治五劳七伤。

营养成分表（g/100g可食部分）

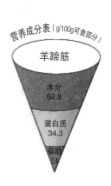

羊蹄筋
水分 62.8
蛋白质 34.3
脂肪 2.4

鸡肉类

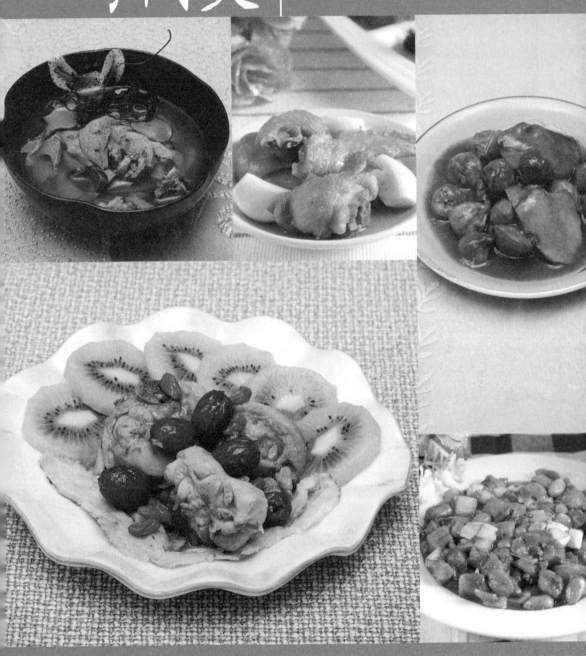

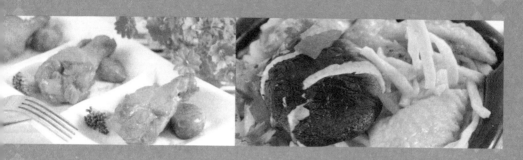

温中益气、补虚填精、增强体力

鸡肉肉质细嫩，营养丰富，是营养学倡导的健康"白肉"。

鸡翅中含有较多的胶原蛋白，可以强健血管和美容皮肤。

鸡腿中的蛋白质种类较多且消化率高，易被人体吸收利用。

烤鸡头、卤鸡头、红烧鸡头是广受欢迎的下酒菜。

鸡心营养丰富，口感别具一格，肉质柔嫩，富有嚼劲。

鸡肝含维生素A、铁、硒、锌等，可保护眼睛、皮肤的健康。

鸡胗口感脆嫩，常采用炸、爆、卤、烤等多种烹饪方式。

鸡爪胶原蛋白含量丰富，具有丰胸美容、软化血管的功效。

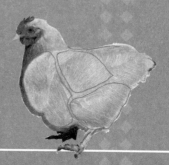

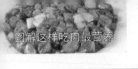
Method

鸡肉各部位适合的烹饪法

鸡头

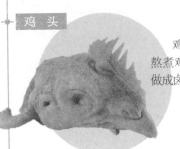

鸡头一般用来熬煮鸡高汤，或者做成卤味。

鸡爪

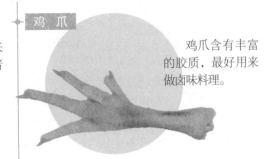

鸡爪含有丰富的胶质，最好用来做卤味料理。

鸡胸肉

在国外，鸡胸肉被认为是纯正的白肉，其脂肪含量低，而且富含蛋白质。因为鸡胸肉的肌肉纤维比较长，所以口感比较涩，在油炸的时候千万不要炸得太久，以免影响口感。

鸡柳条

鸡柳条是鸡胸肉中间比较嫩的一块组织，因为分量少，所以与鸡胸肉相比，价钱较贵。虽然同样是鸡胸肉，但是鸡柳条吃起来更鲜嫩多汁。

全鸡腿

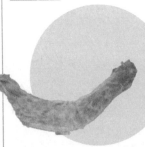

全鸡腿是鸡大腿上方包括连接躯干部位的鸡腿排部分，这里的肉质细嫩多汁，适合各种烹饪方法，做炸鸡时，通常将鸡腿与鸡腿排部分切开，分别油炸，一般不将整只鸡腿下锅油炸。

鸡脖子

鸡脖子肉质比较有嚼劲，不仅食用方便，而且风味独特，所以适合做成各种料理，做成卤味也很好吃。

鸡翅腿

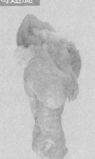

鸡翅腿就是连接鸡翅和躯干的臂膀部分，这个部位的运动量比较大，肉质较有韧性。但是鸡翅腿的肉不多，而且和骨头连得很紧，不容易分离。

鸡翅

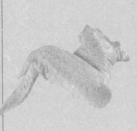

在市场上售卖的有二节翅和三节翅，二者的区别在于是否带有鸡翅腿。鸡翅上的肉虽然少，但是皮富含胶质，而且油脂少，多吃可以让皮肤变得更有弹性。

Method

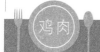 **鸡肉处理的五大技巧**

整鸡分切法

也许你买回一只整鸡后，不知道该如何分解。这其实很简单，先把鸡头和鸡爪剁下来，再对着鸡腹中间切成两半，然后分别剁下鸡翅和鸡腿，其余的鸡肉只要剁成块状就可以了。

鸡肉分切法

鸡肉的肉质比较细嫩，所以在切鸡肉的时候，不管是切肉条还是切肉丝，都必须顺着纹路切，这样切出来的鸡肉在经过加热烹调之后，才不会出现卷缩的形状影响口感。

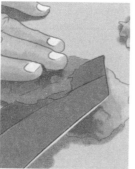

鸡胸去骨法

买回家的带骨鸡胸肉先用刀子切出需要的分量，然后把鸡胸里面的骨头划开取出来就可以了。如果想做得更细致一些，那么可以把影响口感的带筋的部分去掉。

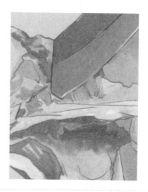

鸡腿去骨法

虽然我们时常用一只整鸡腿做料理，但是有时候也需要先把鸡腿中的骨头去掉。如果想剔除鸡腿中的骨头，可以先把连着鸡腿的胸骨部分切掉，然后顺延着鸡骨边的内侧和外侧分别划开，就会看见完整的鸡腿骨，再将鸡腿骨的底端敲断，这样就能轻轻松松取出骨头了。

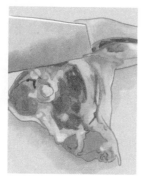

鸡翅去骨法

一般来说，把鸡翅中的骨头去掉，是为了能够往里面塞馅料。如果需要剔除鸡翅骨的话，就要先把鸡翅底部的鸡肉用刀子切开，再将鸡皮朝外拉并向后翻转，这时就能看见里面的小节骨头了，然后用刀子将骨头剁下取出即可。

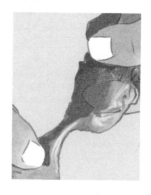

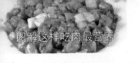

Method

鸡肉

鸡肉的烹饪关键点及保存要点

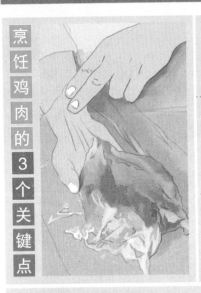

烹饪鸡肉的3个关键点

Point 1 掌握好温度是关键

一般来说，烹饪全鸡或者带骨的鸡块，最好使用81℃左右的温度，但是烹饪去骨的鸡肉只需要70℃的温度就可以。

Point 2 降低热量，为健康加分

一般来说，鸡肉的脂肪大都在鸡皮中，所以，不管是在烹饪前还是在烹饪后，最好能够将鸡皮去掉，这样能大大降低鸡肉的热量。

Point 3 选择适合的调味料，保留鸡肉的天然味道

不管是炸鸡还是炖鸡，最好能使用天然的食材作为调味料，例如葱、姜、香菇、胡椒粉等，可以使鸡肉更加美味。

Point 1 鸡肉用不透气袋包好

把鸡肉放进冰箱保存之前，要先把鸡肉用不透气的或者不浸水的蜡纸或锡箔纸、塑料袋包裹好，这样才能防止鸡肉在冷藏室中散失水分导致鸡肉变干而影响烹饪后的口感。

Point 2 吃剩的鸡肉放入冰箱

如果做好的鸡肉一顿吃不完，难免会剩下。在存放剩余的鸡肉时，最好把肉和肉汁或者配料分开包装，然后再放入冰箱冷藏，并且要尽快在一两天内吃完；如果你想让保存的时间更长一点，可以分开包装后，放入冰箱的冷冻室内保存。

Point 3 解冻后迅速烹饪

为了确保食用安全，鸡肉解冻后，一定要迅速食用，避免鸡肉腐坏。

Point 4 烹饪后要好好保存

一般来说，烹煮好的鸡肉料理在室温中最好别超过两个小时，如果不能够在两个小时内享用，就最好能够放入冰箱冷藏，以防鸡肉变味。

Point 5 肉类和内脏分开保存

鸡内脏在保存的时候容易渗出血水，所以，为了避免血水渗入鸡肉，生鸡肉在包装冷藏时，一定要和内脏分开包装。

鸡肉的5大保存要点

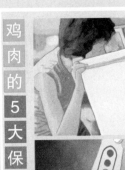

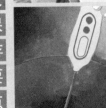

鸡肉

chicken

滋补养身、防治疾病的健康『白肉』

鸡肉肉质细嫩，营养丰富，是营养学家倡导的健康『白肉』，适合老年人、儿童、肠胃虚弱的人食用。鸡肉含有蛋白质、不饱和脂肪酸、维生素A、B族维生素等营养成分。鸡肉所含的蛋白质属于易消化的蛋白质，所含的蛋氨酸属于能预防脂肪肝的有效成分，所富含的不饱和脂肪酸则可控制血液中的胆固醇。此外，脂肪多含于鸡皮中，只要去除鸡皮就可以获得高蛋白、低热量的肉。因此，鸡肉可作为减肥食材。

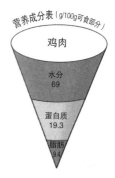

营养成分表（g/100g可食部分）

鸡肉

水分 69

蛋白质 19.3

脂肪 9.4

数据源于《中国居民膳食指南》

饮食禁忌

感冒发热、肥胖症、高血压、血脂偏高、胆囊炎、胆石症患者忌食。

保存方法

鸡肉易腐坏，最好当天吃完。新鲜的鸡肉可存放在冰箱的冷藏室中，最理想的保存温度是2℃~4℃。

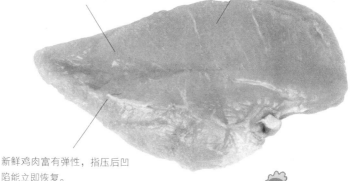

新鲜鸡肉颜色呈干净的粉红色，具有透明感和光泽。

新鲜鸡肉的肉质结实，排列紧密。表面较干或含水较多都不宜购买。

新鲜鸡肉富有弹性，指压后凹陷能立即恢复。

中国营养协会推荐
—— 餐桌上的膳食宝塔

提倡食用鸡肉等白肉类食物

禽类、鱼类食物在西方国家被称为"白肉"，其脂肪含量要远远低于畜肉，且不饱和和脂肪酸的含量较高，对预防心脑血管疾病和血脂异常有很重要的作用，因此营养学家提倡多食用鸡肉等白肉类食物。

鸡肉富含亚油酸、亚麻酸等多种不饱和脂肪酸。不饱和脂肪酸虽然能预防心脑血管疾病，不过却容易氧化。因此必须趁鲜食用，最重要的是要搭配富含维生素E等抗氧化作用的食物一同食用。

—— 来源于《中国居民膳食指南》

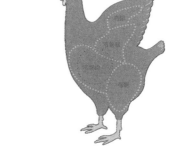

针对症状

动脉硬化	▶ 宫保鸡丁 P104
皮肤粗糙	▶ 老北京卷饼 P105
畏寒怕冷	▶ 飘香鸡火锅 P105
胃肠虚弱	▶ 咖喱鸡 P105

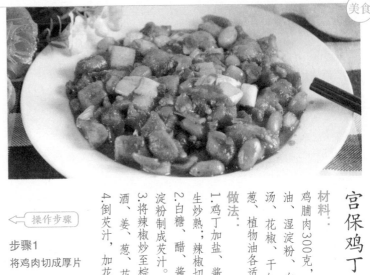

美食

刀工
讲解

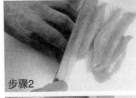

步骤1

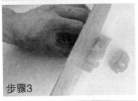

步骤2

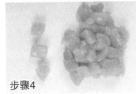

步骤3

步骤4

宫保鸡丁

材料：

鸡脯肉300克，花生50克，盐、酱油、湿淀粉、白糖、醋、味精、高汤、花椒、干红辣椒、料酒、姜、葱、植物油各适量。

做法：

1. 鸡丁加盐、酱油、湿淀粉拌匀；花生炒熟；辣椒切段。

2. 白糖、醋、酱油、味精、高汤、湿淀粉制成芡汁。

3. 将辣椒炒至棕红，加鸡丁，再加料酒、姜、葱、花椒炒香。

4. 倒芡汁，加花生炒匀即可。

← 操作步骤

步骤1
将鸡肉切成厚片
步骤2
再将厚片切成条
步骤3
再将条切成丁
步骤4
完成

鸡肉加花生，预防动脉硬化

鸡肉中富含亚麻酸和亚油酸等不饱和脂肪酸，搭配富含维生素E的花生一同食用，可以有效防止不饱和脂肪酸被氧化，使其发挥最大作用。因此鸡肉加花生能降低胆固醇，预防动脉硬化和高血压，也可促进血液循环，还能改善手脚冰冷、冻伤等。

同时，花生中富含的维生素E还可以保持肤色红润，使肌肤有张力。

此外，花生中含有属于B族维生素的可与脂肪反应的胆碱，还含有能防止过氧化脂肪增加的皂草苷及可预防老年痴呆症的卵磷脂，因此花生也是一种可预防记忆力减退的优良食品。

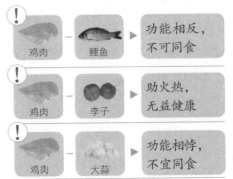

肉类在饮食中的死对

鸡肉不可与鲤鱼同食

鸡肉性甘温，鲤鱼性甘平。鸡肉补中助阳，鲤鱼下气利水，性味不反，但功能相克。此外，鱼类含丰富蛋白质、微量元素，酶类等各种生物活性物质。鸡肉成分亦极复杂，二者可发生一些不良的生化反应，不利于身体健康。

此外，李子为热性之物，鸡肉乃温补之品，若将二者同食，恐助火热，无益于健康。

!	鸡肉 — 鲤鱼	► 功能相反，不可同食
!	鸡肉 — 李子	► 助火热，无益健康
!	鸡肉 — 大蒜	► 功能相悖，不宜同食

美食

老北京卷饼

美容皮肤，预防肥胖

 +

鸡肉　　　　紫甘蓝

膳食功效

　　鸡肉富含维生素 B_2，紫甘蓝富含维生素C，二者同食可美容皮肤，还能预防肥胖。

材料：

鸡胸肉一块，薄饼10张，紫甘蓝100克，包菜100克，酱料1份，盐、酱油、料酒、淀粉、油、胡椒粉、熟芝麻各适量。

做法：

1.紫甘蓝和包菜切细丝，摆盘；鸡肉切块，放盐、酱油、料酒抓匀，腌10分钟，滚上一层淀粉。

2.适量油倒锅中，烧热后放鸡肉滑炒，加酱油和胡椒粉翻炒至熟。

3.鸡肉盛入盘中，均匀撒上芝麻，同时摆入酱料和薄饼。

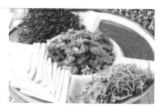

飘香鸡火锅

补充热量，改善畏寒怕冷症

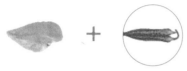

鸡肉　　　　辣椒

膳食功效

　　本道美食口味麻辣，可为人体补充热量，改善畏寒怕冷的症状。

材料：

鸡肉500克，红椒3个，青椒1个，青笋、水发木耳各20克，姜、葱、八角、小茴香、白汤、鸡精、料酒、胡椒粉、油各适量。

做法：

1.青椒、红椒切圈；青笋切条；鸡肉切丁，余烫。

2.锅下油加热；放木耳、青笋、姜、葱、八角、小茴香和鸡肉，炒香后加白汤，放鸡精、料酒、胡椒粉、红椒，烧沸后撇除浮沫，倒入火锅盆，撒上青椒。

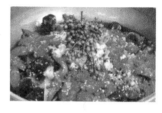

咖喱鸡

和胃健中，改善胃肠虚弱

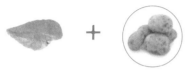

鸡肉　　　　土豆

膳食功效

　　土豆的主要成分为淀粉，能很好地促进脾胃的消化，鸡肉与之同食可和胃健中，改善胃肠虚弱。

材料：

鸡1只，土豆3个，盐、料酒、鸡精、咖喱汁、葱段、姜末等各适量。

做法：

1.土豆削皮切块；鸡弄干净沥干，切成块。

2.油锅烧热，先放葱、姜爆香，然后把鸡块放进去翻炒，至鸡肉发白时倒入咖喱汁。

3.然后放土豆块、盐、鸡精、料酒及适量的水，小火炖。直至土豆酥烂，锅中汁水收干，即可起锅食用。

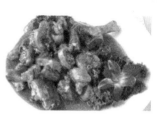

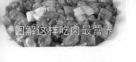

鸡翅

chicken wing

温中益气、补精添髓、强腰健胃

鸡翅即鸡的翅膀，含有蛋白质、脂肪、维生素A、磷、钾等营养成分，具有温中益气、补精填髓、强腰健胃等功效。

鸡翅中含有较多的胶原蛋白，可以强健血管和美容皮肤，对于保持皮肤光泽、增强皮肤弹性均有一定的作用，对于维持血管和内脏的基本功能也有一定的帮助。此外，鸡翅中所含的维生素A对于维持视力、促进皮肤的新陈代谢以及骨骼的发育、胎儿的生长发育都有一定的帮助。

营养成分表（g/100g可食部分）

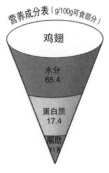

鸡翅
水分 65.4
蛋白质 17.4
脂肪 11.8

数据源于《中国居民膳食指南》

🧍 饮食禁忌

鸡翅由于包裹着鸡皮，因此脂肪含量高于普通鸡肉，肥胖者应少食，尤其是油炸过的鸡翅热量更高。

🌾 保存方法

新鲜鸡翅用保鲜袋或保鲜盒装好，放入冰箱冷冻室保存。

新鲜的鸡翅偏粉白色，颜色不要过于发白，否则有可能是经火碱浸泡过。

新鲜的鸡翅气味正常，无氨味或酸味。

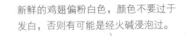

新鲜的鸡翅富有弹性，表面微干不发黏，不要购买注水后湿润不发黏和干燥发黏的。

中国营养协会推荐
—— 餐桌上的膳食宝塔

油炸食品不宜多吃

脂肪是高能量的营养物质，1克脂肪就能提供9千卡的能量，而食物经过油炸后，热量还会大大增加。例如，100克鸡翅可以提供能量240千卡，经油炸后100克鸡翅的能量可高达337千卡；100克蒸熟的土豆能量是70千卡，等重的土豆炸成薯条后便会成为50克的薯条，能量高达138千卡。这些增加的能量都是来自食用油。

油炸食物摄入过多会导致肥胖，对心脑血管造成负担，应注意不宜多吃。

—— 来源于《中国居民膳食指南》

⚕ 针对症状

皮肤暗淡	▶ 青椒鸡翅 P107
动脉硬化	▶ 凤虾酿鸡翅 P108
疲　劳	▶ 板栗烧凤翅 P108
便　秘	▶ 鸡翅香菇面 P108

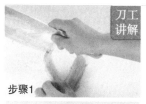
步骤1

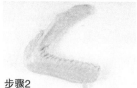
步骤2

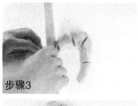
步骤3

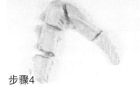
步骤4

刀工讲解

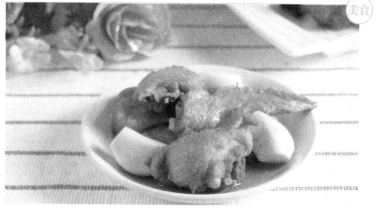

美食

青椒鸡翅

材料：

鸡翅300克，青椒200克，盐、鸡精、白糖、尖椒、花椒、葱、料酒、酱油、豆瓣酱各适量。

做法：

1. 鸡翅洗净，切成两半；青椒去籽去蒂，切圈；葱洗净，切丝。
2. 油锅烧热，放入花椒和葱爆香，加入豆瓣酱、鸡翅炒均匀。
3. 炒至鸡翅变色时加入其他调料炒至八成熟，放入青椒料均匀即可。

←〔操作步骤〕

步骤1
将鸡翅尖端切掉

步骤2
留出鸡翅

步骤3
将鸡翅中剁成块

步骤4
完成

鸡翅加青椒，美白肌肤

鸡翅富含的胶原蛋白具有美容肌肤的功效，而青椒中同样富含有美白肌肤的维生素C。青椒中含有丰富的维生素C，100克青椒就含有72毫克维生素C。

当皮肤受到紫外线照射后就会增加黑色素，使皮肤变黑。不过维生素C可预防这种色素的增加，因此想要拥有白皙的皮肤，就少不了维生素C。缺乏维生素C时皮肤不仅会暗淡无光，还会长皱纹。除了青椒、猕猴桃、柠檬、柑橘等水果以及西红柿、苦瓜、黄瓜等蔬菜中也富含维生素C，是美白肌肤的好帮手。

为何要买电宰鸡肉？

如果想要吃到既安全又美味的鸡肉产品，在购买时，就要认准中国农业标准（CAS）优良肉品的标志。电宰鸡肉除了在屠宰处理的过程中使用了现代化的技术手段，还能充分反映鸡肉产地的价格，不会有太多中间环节的暴利。并且在电宰鸡肉的商标上，会注明鸡肉的生产日期和有效日期，消费者能够买得放心、吃得安心。

肉类在饮食中的死对头

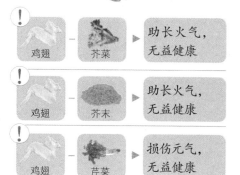

! 鸡翅	— 芥菜	▶ 助长火气，无益健康
! 鸡翅	— 芥末	▶ 助长火气，无益健康
! 鸡翅	— 芹菜	▶ 损伤元气，无益健康

美食

凤虾酿鸡翅

降低胆固醇，改善动脉硬化

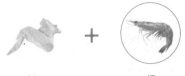

鸡翅 + 虾

膳食功效

虾蛋白质含量很高，基本不含脂肪，鸡翅与虾同食可降低胆固醇，改善动脉硬化。

材料：

鸡中翅10个，虾10只，盐、味精、料酒、糖、胡椒粉、辣椒酱、熟芝麻、油各适量。

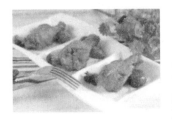

做法：

1.将鸡翅洗净，剔骨，放适量盐、料酒和糖腌30分钟；虾处理干净，剔去虾头，焯水捞出。

2.将腌好的虾酿入鸡翅中。

3.将适量油倒锅中，烧热后放酿好的鸡翅稍煎，接着放入辣椒酱和适量水，撒胡椒粉、味精，小火焖煮至汤汁变浓，装盘，撒熟芝麻即可。

板栗烧凤翅

消除疲劳，缓解压力

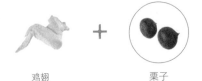

鸡翅 + 栗子

膳食功效

鸡肉含有维生素B$_2$，栗子含有维生素C，二者同食可消除疲劳，缓解压力。

材料：

鸡翅500克，鲜栗子100克，大葱、姜、盐、味精、料酒、冰糖、香油、花生油、高汤各适量。

做法：

1.将鸡翅择洗净，剁成块；板栗去皮；将冰糖炒制成糖色。

2.锅内注油烧热，加入板栗，炸至外酥时捞起；备用锅内留少许油在锅中，放入鸡翅以及盐、糖色、料酒、葱、姜等调料，煸炒，再放入板栗、高汤，煮入味，加味精，淋香油，装盘即成。

鸡翅香菇面

改善便秘，预防大肠癌

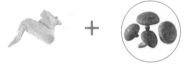

鸡翅 + 香菇

膳食功效

鸡翅中含有甲硫氨酸，香菇含有膳食纤维，二者同食可改善便秘，预防大肠癌。

材料：

酱鸡翅2只，切面300克，芹菜100克，水发香菇两朵，高汤、植物油、葱段、姜末、盐、味精、料酒各适量。

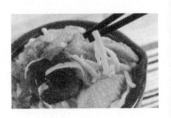

做法：

1.芹菜切段。

2.将切面倒入开水锅中，煮熟后捞入碗中。

3.锅中倒入适量的油，烧至六成热，放入葱、姜末煸炒出香味，倒入酱鸡翅、香菇、芹菜段，烹入料酒、高汤、盐、味精，煮沸后倒入碗中，搅拌均匀即可食用。

鸡腿

drumstick

富含蛋白质和铁的美味肉食

鸡腿是指鸡带骨的大腿肉和小腿肉，小腿肉又被称为琵琶腿。鸡腿肉的肉质较多，因此含有较丰富的蛋白质。鸡腿中的蛋白质种类较多且消化率高，易被人体吸收利用，具有轻身健体、增加体力的功效。

对于畏寒怕冷、身体虚弱、营养不良、疲劳乏力等症都有很好的改善作用。

此外，鸡腿是整只鸡中铁含量最多的部分，因此可以养血补血、抗疲劳、促进人体生长发育，改善肤色。

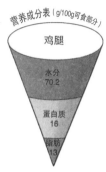

营养成分表（g/100g可食部分）

鸡腿
水分 70.2
蛋白质 16
脂肪 13

数据源于《中国居民膳食指南》

烹饪妙招

鸡腿上的脂肪多集中在鸡皮，担心长胖的人只要把皮剥掉后食用就可以减少对热量的摄入。

保存方法

新鲜的鸡腿若是放在冷藏室需当天吃完，放在冷冻室需两天内吃完。

新鲜的鸡腿肉质偏粉白，鸡皮上毛孔突起明显，鸡毛处理干净。

新鲜的鸡腿肉表面湿度适宜，不粘手，也不会过干或水分太多。

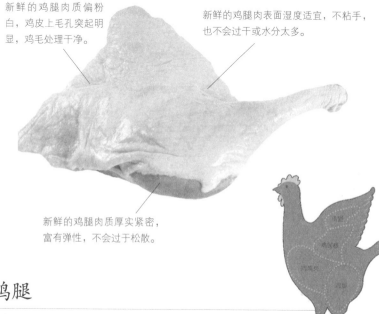

新鲜的鸡腿肉质厚实紧密，富有弹性，不会过于松散。

红枣当归鸡腿

美食

▶ 补血安神，缓解压力

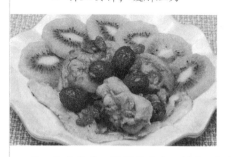

材料：

鸡腿100克，红枣5克，当归2克，猕猴桃80克，油、米酒、酱油各适量。

做法：

1.红枣、当归放入碗中，倒入米酒，浸泡3小时左右。

2.鸡腿用酱油抹匀，放置5分钟，入油锅中炸至两面呈金黄色，取出，切块。

3.鸡腿块放入锅中，倒入红枣和当归，转中火煮15分钟，取出装盘，猕猴桃洗净、削皮、切片，装盘即可食用。

功效：

本菜品可以补血安神，帮助脑力工作者补充脑力，帮助工作紧张的都市人缓解沉重的压力，舒缓紧张的情绪。红枣和当归在一起搭配食用，滋补效果更佳。此外，猕猴桃还可预防血栓形成，防治前列腺癌和肺癌。

鸡头

chicken brain

老鸡头千万不能吃

鸡头即鸡的头部，很多人喜欢吃鸡头，烤鸡头、卤鸡头、红烧鸡头都是广受欢迎的下酒菜，但其实鸡头不宜多食，而老鸡头则千万不能吃。

鸡在啄食过程中，将有害金属及其他有毒物质吸收后移送到脑组织里储存，鸡龄越大，有毒物质储存得越多，毒性就越强，危害越大。因此食用时，要尽量挑选鸡龄小些的，一般以1～2年的鸡为好。此外，实在爱吃鸡头，也应尽量不单独吃，与其他菜搭配烹饪，配合食用较好。

数据源于《中国居民膳食指南》

烹饪妙招

烹饪鸡头之前最好用开水将鸡头余烫一下，将鸡头内的血水彻底清理干净。

清洗方法

用盐水浸泡5分钟，食指从脖子的窟窿伸进去并从鸡嘴伸出，将黏液洗净，拔掉鸡头上的细毛，清洗干净。

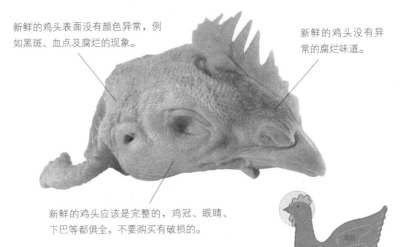

新鲜的鸡头表面没有颜色异常，例如黑斑、血点及腐烂的现象。

新鲜的鸡头没有异常的腐烂味道。

新鲜的鸡头应该是完整的，鸡冠、眼睛、下巴等都俱全，不要购买有破损的。

麻辣酱鸡头

美食

▶ 色泽红润，麻辣诱人

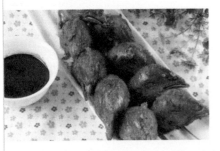

材料：

鸡头15只，葱片、姜片、豆瓣酱、干红辣椒、花椒、黄酒、白糖、鸡精、盐、胡椒粉、食用油各适量。

做法：

1.鸡头收拾干净，烫透捞出，用清水洗净；豆瓣酱剁细；辣椒去籽，切小节。

2.锅烧热，放入适量油，倒入豆瓣酱，煸炒出香味，然后放入黄酒，加开水3杯，烧开。

3.待出香味后捞出豆瓣渣子，放入鸡头、葱、姜、辣椒、花椒、白糖、鸡精、盐、胡椒粉，再次烧开，改小火，待汤汁收稠即可。

功效：

本道美食是以鸡头为主要原料，通过辣椒、豆瓣酱等调味料的辅佐，使之色泽红润，麻辣诱人，非常适合作为下酒菜。

鸡心

drumstick

补心安神、镇静降压、理气舒肝

鸡心含有蛋白质、脂肪、钙、钾、磷等营养成分，具有补心安神、镇静降压、理气舒肝的功效，适合治疗身体乏力、心慌气短、心烦失眠和低热盗汗等症状。鸡心与动物肝脏、肾脏相比，由于不参与废物的处理和排泄，因此含有的毒物较少。

鸡心不仅营养丰富，口感更是别具一格，适合炒、爆、熘、炸、卤等多种烹饪方式。卤鸡心、麻辣鸡心等都是深受人们喜欢的美食。

营养成分表（g/100g可食部分）
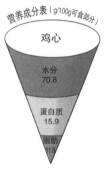

鸡心
水分 70.8
蛋白质 15.9
脂肪 11.8

数据源于《中国居民膳食指南》

烹饪妙招

将清洗过的鸡心用料酒腌10分钟，烹饪时加入胡椒粉便可去腥。

清洗方法

由于鸡心中含有污血，因此需要浸泡、清洗，最好能在烹饪前进行焯烫。

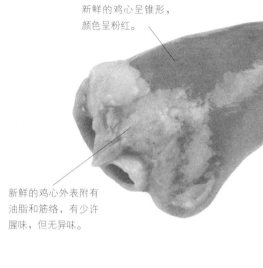

新鲜的鸡心呈锥形，颜色呈粉红。

新鲜的鸡心肉质较韧，用手触摸富有弹性。

新鲜的鸡心外表附有油脂和筋络，有少许腥味，但无异味。

五子下水汤

美食

▶ 调理肾气，温肾固精

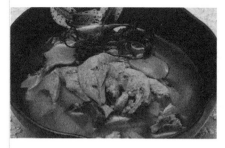

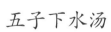

材料：

鸡内脏（鸡肺、鸡心、鸡肝）适量，蒺藜子、覆盆子、车前子、菟丝子、芫蔚子各10克，姜丝、葱丝、盐各适量。

做法：

1.将所有鸡内脏洗净、切片备用。

2.将药材放入纱布包中，扎紧，放入锅中；锅中加适量水，盖住所有材料，用大火煮沸，再转成文火继续炖煮约20分钟。

3.转中火，放入鸡内脏、姜丝、葱丝，待汤沸后，加入盐调味即可。

功效：

本道美食具有调理肾气、温肾固精的功效，可以改善阳痿、遗精、腰酸体冷等症状，还可以通利小便、清热化湿，改善肾功能。

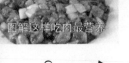

鸡肝

chicken liver

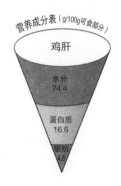

补肝益肾、养血明目

鸡肝即鸡的肝脏，含有维生素A、维生素B₂、维生素B₁，以及铁、硒、锌等多种营养物质，具有补肝益肾、养血明目等功效。

适量食用鸡肝可以保护眼睛、皮肤的健康，改善眼睛疲劳、视力下降、眼睛痛、怕光、暗适应能力降低等眼部症状，防治白内障、夜盲症等眼部疾病。

鸡肝同时有益于皮肤的健康生长，适合面色暗淡无光、姜黄、粗糙、干燥的人食用，尤其适用于长时间面对电脑的人。

营养成分表（g/100g可食部分）

鸡肝

水分 74.4

蛋白质 16.6

脂肪 4.8

数据源于《中国居民膳食指南》

饮食禁忌

鸡肝富含胆固醇，高胆固醇血症、冠心病及高血压患者应少食。

清洗方法

鸡肝中容易聚集有毒物质，因此食用前要在水中浸泡1小时，然后反复清洗。

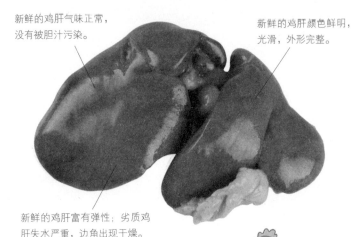

新鲜的鸡肝气味正常，没有被胆汁污染。

新鲜的鸡肝颜色鲜明，光滑，外形完整。

新鲜的鸡肝富有弹性；劣质鸡肝失水严重，边角出现干燥。

中国营养协会推荐
—— 餐桌上的膳食宝塔

孕前期妇女适当多摄入鸡肝

如果孕妇在孕前期出现缺铁现象，容易导致早产、新生儿体重不足等后果，因此孕前期女性应补充足够的铁为长达十个月的孕期作好准备。建议孕前期女性适当多摄入含铁丰富的食物。除鸡肝外，猪肝、牛肝等其他动物肝脏及动物血，以及红枣、木耳等食物都富含铁。缺铁严重或贫血的孕妇可在医生的指导下补充铁剂。补铁的同时，要摄入富含维生素C的食物，来促进铁的吸收利用。

—— 来源于《中国居民膳食指南》

针对症状

贫 血	▶ 木耳炒鸡肝 P113
青春痘	▶ 无花果煎鸡肝 P113
眼睛疲劳	▶ 核桃鸡肝鸭片 P113
视力下降	夜盲症

美食

木耳炒鸡肝

养肝补血，预防贫血

 +

鸡肝   黑木耳

膳食功效

    黑木耳中铁含量极为丰富，可防治缺铁性贫血，并能生血养颜。鸡肝与其同食可养肝补血，预防贫血。

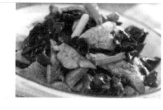

材料：

鸡肝150克，黑木耳80克，姜丝、黄酒、盐、味精、植物油各适量。

做法：

1.将鸡肝洗净，切片；黑木耳用温水泡发，洗净，切丝备用。

2.旺火起锅下油，先放姜丝爆香，再炒匀鸡肝片，放入黑木耳丝、黄酒和盐，翻炒5分钟。

3.加少许水，盖上锅盖，稍焖片刻，下味精调匀即可。

无花果煎鸡肝

排除毒素，美肤养颜

 +

鸡肝   无花果

膳食功效

    无花果所含的水溶性膳食纤维可促进肠胃蠕动，缘解便秘。鸡肝与之同食可排除毒素，美肤养颜。

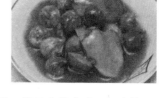

材料：

鸡肝3副、无花果干3粒、砂糖1大匙、植物油1匙。

做法：

1.鸡肝洗净，放入沸水中氽烫，捞起沥干；将无花果洗净，切小片。

2.平底锅加热，加1匙油，待油热后将鸡肝、无花果干一同爆炒，直到鸡肝熟透、无花果飘香。

3.砂糖加1/3碗水，煮至溶化；待鸡肝煎熟盛起，淋上糖汁调味。

核桃鸡肝鸭片

滋阴明目，益智补脑

 +

鸡肝   核桃

膳食功效

    核桃所含的亚油酸、亚麻酸、赖氨酸可促进脑细胞发育。鸡肝与核桃同食可滋阴明目，益智补脑。

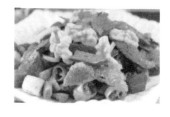

材料：

鸡肝50克，鸭肉75克，核桃100克，葱段、姜末、水淀粉、植物油、黄酒各适量。

做法：

1.将鸭肉切片，用一半水淀粉拌匀；再将鸡肝片好，用沸水煮至紧熟。

2.烧锅放油，把鸭片、鸡肝放入炸至熟，滤油捞出。

3.将锅放置炉上，将葱、姜、鸭片、鸡肝放锅中，加黄酒，用剩下的水淀粉勾芡，加入核桃炒匀装碟便成。

鸡胗
chicken gizzard

消食健胃的常见中药材

鸡胗，也称鸡肫，即鸡的胃脏，帮助鸡消化食物。鸡胗含有蛋白质、脂肪、烟酸、钾、磷、镁等营养成分，具有消食健胃的功效，适合治疗呕吐反胃、食积胀满、泻痢、便秘、小儿疳积、消渴、口疮等症。

现代药理学认为鸡胗含胃激素、角蛋白氨基酸等成分，可增加胃液分泌量，增强胃肠消化能力，是很常见的中药材。

鸡胗口感脆嫩，常采用炸、爆、卤、烤等多种烹饪方式。

营养成分表（g/100g可食部分）

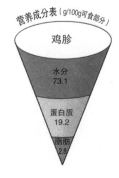

鸡胗
水分 73.1
蛋白质 19.2
脂肪 2.8

数据源于《中国居民膳食指南》

烹饪妙招

将买回来的鸡胗放入冰箱冷冻室冻硬，比较容易切薄片。

清洗方法

首先将鸡胗里面的黄膜去掉，然后放在清水中浸泡半小时，清洗干净即可。

新鲜的鸡胗质韧，因此用手按压会有很好的弹性。

新鲜的鸡胗肉质呈粉红色。

新鲜的鸡胗外形扁圆，外有筋膜，内有胗皮，两侧为胗肉。

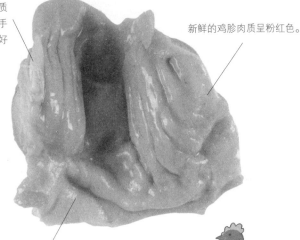

中国营养协会推荐
—— 餐桌上的膳食宝塔

吃烧烤时注意搭配

吃烧烤时要注意以下几点，才能在品尝美食的同时，保证营养与健康。

1.尽量不吃明火烧烤，选择油烟较少的铁板烧烤，可以减少致癌物质的摄取；

2.不吃烤焦和没烤熟的食物；

3.搭配富含维生素C的食物食用，例如青椒、西红柿、猕猴桃等，维生素C可抑制致癌物质的形成；

4.搭配大蒜、醋、大麦茶、果汁食用。

—— 来源于《中国居民膳食指南》

针对症状

消化不良	▶ 萝卜干炒鸡胗 P115
便　　秘	▶ 西兰花炒鸡胗 P115
糖 尿 病	▶ 鸡胗炖土豆 P115
小儿疳积	呕吐反胃

美食

萝卜干炒鸡胗
消食健胃，改善消化不良

鸡胗

+

白萝卜

膳食功效

　　白萝卜能分解食物中的淀粉和脂肪，帮助肠胃蠕动，与鸡胗同食可消食健胃，改善消化不良。

材料：

鸡胗300克，萝卜干半碗，蒜苔100克，红椒1个，料酒、豆瓣酱、花椒、盐、白糖、味精、酱油、淀粉、油各适量。

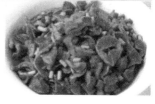

做法：

1.鸡胗、萝卜干、红椒切片；蒜苔切段。

2.鸡胗放料酒、盐和淀粉抓匀，腌10分钟，再焯熟。

3.锅中放油烧热，放豆瓣酱煸炒，加红椒、花椒爆香。

4.将萝卜干、蒜苔和鸡胗倒入锅中，加盐、白糖、酱油、味精，翻炒至熟。

西兰花炒鸡胗
清热泻火，改善便秘

鸡胗

+

西兰花

膳食功效

　　西兰花可润燥通便，与鸡胗同食可清热泻火，改善便秘，适合热结便秘、热盛心烦等症患者食用。

材料：

鸡胗250克，西兰花200克，鸡汤、酱油、花椒水、料酒、醋、水淀粉、葱、姜、蒜、油各适量。

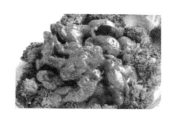

做法：

1.鸡胗切花刀，西兰花掰小块，分别焯一下沥水。

2.鸡汤、酱油、花椒水、料酒、醋、水淀粉兑成调味汁。

3.油烧至八成热，放鸡胗翻炒一下盛出，沥油。

4.锅内放少量油，加葱姜蒜爆锅，放西兰花、鸡胗翻炒，倒入调味汁，翻炒均匀即可。

鸡胗炖土豆
预防糖尿病与大肠癌

鸡胗

+

土豆

膳食功效

　　土豆中富含抗性淀粉，与鸡胗同食对预防糖尿病与大肠癌有独特的功效。

材料：

鸡胗200克，土豆300克，盐、鸡精、酱油、料酒、葱、姜、料酒、香油各适量。

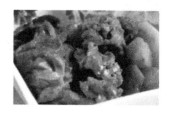

做法：

1.土豆去皮，洗净，切块；葱洗净，切段；姜洗净，切片。

2.鸡胗洗净，放入沸水中焯去血污。

3.炖锅烧热，加入鸡胗和调料炖30分钟，放入土豆炖熟，熄火后淋入香油即可。

鸡爪
chicken claw

丰胸美容，软化血管

鸡爪，即鸡的脚爪，又称凤爪、鸡掌等，含有蛋白质、脂肪、钙、钾、磷、烟酸等营养成分，营养价值颇高。由于胶原蛋白含量丰富，具有丰胸美容、软化血管的功效，可以改善皮肤松弛、皮肤起皱纹、肤色暗淡等皮肤问题，还可改善乳房发育不良、乳汁不足等乳房问题，同时软化血管，预防高脂血症、动脉粥样硬化等症。

鸡爪多皮、筋，胶质较多，口感柔韧，适合卤、酱，是餐桌上常见的美味佳肴。

营养成分表（g/100g可食部分）

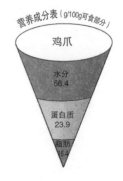

鸡爪	
水分	56.4
蛋白质	23.9
脂肪	16.4

数据源于《中国居民膳食指南》

烹饪妙招
鸡爪剁开腌制，更容易入味。

清洗方法
先把鸡爪在清水中浸泡5分钟，然后将各个爪子间残留的老皮剥干净，最后冲洗干净即可。

挑选鸡爪时应挑选大小均匀、外表干净的，最好没有指甲。

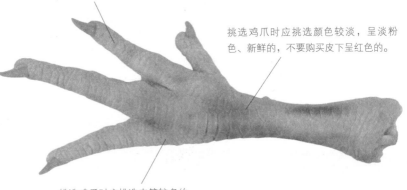

挑选鸡爪时应挑选颜色较淡、呈淡粉色、新鲜的，不要购买皮下呈红色的。

挑选鸡爪时应挑选肉筋较多的，不要挑选过于干瘦的。

中国营养协会推荐
—— 餐桌上的膳食宝塔

腌制食品不宜多吃

　　卤鸡爪因为口味独特，是很多人喜欢的零食。但腌制食品中常常需要添加亚硝酸盐等添加剂来保证它的色泽和保存时间。亚硝酸可造成人体内维生素C、维生素B$_1$、胡萝卜素、叶酸等多种维生素的破坏。更加可怕的是，亚硝酸盐可发生反应变为致癌物质亚硝胺，长期食用可破坏人体健康，甚至致癌。

　　此外，由于腌制食品中常常含盐量很高，经常食用对身体健康不利。

　　　　　　　—— 来源于《中国居民膳食指南》

针对症状

动脉粥样硬化	▶ 粉丝鸡爪 P117
皮肤松弛	▶ 红烧鸡爪 P117
乳房发育不良	▶ 泡椒凤爪 P117
乳汁不足	肤色暗淡

美食

粉丝鸡爪

软化血管，预防动脉粥样硬化

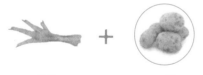

鸡爪 + 土豆

膳食功效

　　粉丝的原料土豆含大量黏液蛋白，可预防脂肪沉积，与鸡爪同食可软化血管，预防动脉粥样硬化。

材料：

鸡爪若干个，粉丝若干、盐、鸡精、尖椒、蒜末、料酒、红糖各适量。

做法：

1.鸡爪洗净，尖椒去籽切碎。

2.鸡爪放水中煮十几分钟，捞出，放凉水中冲凉或放冰水中浸泡。

3.粉丝泡发，煮熟，捞出过凉水，沥干，加红糖拌匀。

4.将调料拌匀，浇入鸡爪，盖上保鲜膜密封，放冰箱里腌制数小时，取出放在粉丝上即可。

红烧鸡爪

美容肌肤，增强食欲

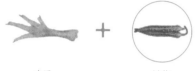

鸡爪 + 辣椒

膳食功效

　　本道美食油而不腻，香辣爽口，既可以美容肌肤，使肌肤光滑有弹性，还可增强食欲。

材料：

鸡爪500克，辣椒、盐、料酒、酱油、八角、大料、白糖、葱、蒜等各适量。

做法：

1.鸡爪清洗干净；葱洗净，切段；蒜切片；辣椒去籽去蒂，洗净，切碎。

2.水锅烧热，放入盐、酱油、辣椒、八角、大料等烧开，放入鸡爪煮20分钟，捞出。

3.油锅烧热，放入葱蒜爆香，加入白糖使之糖化，加入鸡爪翻炒数下，加入料酒、酱油及少许盐，翻炒均匀即可。

泡椒凤爪

消热降暑，丰胸美白

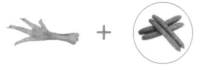

鸡爪 + 黄瓜

膳食功效

　　黄瓜可降低体温，改善夏季食欲不振，与鸡爪同食不仅可消热降暑，还能丰胸美白。

材料：

鸡爪300克，红辣椒3个，胡萝卜1个，黄瓜1根、盐、鸡精、胡椒粉、花椒、蒜末、泡菜水各适量。

做法：

1.辣椒切丝；黄瓜、胡萝卜切条，用泡菜水腌片刻；鸡爪剁开，焯熟。

3.向装开水的大碗中倒蒜末和辣椒，晾凉，加泡菜水、花椒、胡椒粉、鸡精、盐搅匀。

4.放入鸡爪泡半小时，再蒸十几分钟。

5.将鸡爪、黄瓜、胡萝卜盛盘中即可。

鸡血

chicken blood

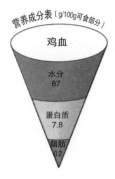

营养成分表（g/100g可食部分）

鸡血

水分 87

蛋白质 7.8

脂肪 0.2

数据源于《中国居民膳食指南》

补血养血、排毒清肠

鸡血含有蛋白质、脂肪、糖类、钙、铁、磷等营养成分，具有补血养血、排毒清肠的功效。

鸡血中铁的含量很高，且是以血红素铁的形式存在，因此容易被人体吸收利用，非常适合处于生长发育阶段的儿童、孕妇和哺乳期的女性食用，具有补血养血的功效，可有效预防缺铁性贫血。此外，鸡血还具有排毒清肠的作用，可清除人体肠道中的各种有害物质，例如食物废物、金属颗粒等，保护肠道健康。

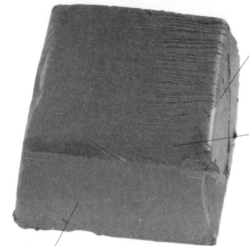

购买鸡血时挑选表面光滑，血块完整的。

购买鸡血时挑选颜色是纯正的暗红色，新鲜有光泽的。

购买鸡血时挑选有些许腥味的，不要挑选有腐臭或刺激味道的。

饮食禁忌

肝病、高胆固醇血症、高血压和冠心病患者少食。

保存方法

放在清水盆中浸泡，放入冰箱中，每日换水，可保存2～3天。

中国营养协会推荐
——餐桌上的膳食宝塔

老年人要积极预防贫血

老年人随着年龄增长，器官功能、新陈代谢都会发生退化，相比于年轻人更易患贫血。贫血会导致机体免疫力下降，记忆力减退，出现疲倦乏力、心慌、面色苍白等症，因此老年人应该积极预防贫血。

除了适量增加摄入鸡血等含铁丰富的食物外，还可以适当使用营养素强化剂，例如铁制剂、维生素C片。此外，还要积极治疗慢性疾病，以免这些慢性疾病导致贫血。

—— 来源于《中国居民膳食指南》

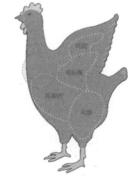

针对症状

贫 血	▶ 鸡血豆腐汤 P119
营养不良	容易疲劳
月经不调	崩漏失血
支气管炎	慢性肝炎

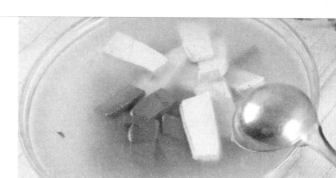

刀工讲解

步骤1

步骤2

步骤3

步骤4

操作步骤

步骤1
将鸡血切成块状

步骤2
再将块状切成条状

步骤3
再将条状切成丁

步骤4
完成

鸡血豆腐汤

鸡血加豆腐，补血又补钙

材料：
鸡血150克，嫩豆腐250克，葱、香油、酱油、味精各适量。

做法：

1.将鸡血蒸熟，放凉，切成丁，用清水漂洗净；嫩豆腐同样切成丁，放入开水锅中稍滚，捞出沥干；将葱洗净，切成葱花。

2.锅置火上，加水烧开，倒入鸡血、豆腐。

3.等到豆腐漂起，加入味精、葱花、酱油，再次烧开时放入味精、香油，拌匀即成。

鸡血富含血红素铁，具有补血功效，可以预防缺铁性贫血。豆腐富含钙，可以为人体补充钙质，预防骨质疏松、小儿佝偻症等。二者搭配食用，可起到补血和补钙的双重功效，非常适合处于生长发育阶段的青少年或者怀孕的准妈妈食用。

此外，豆腐富含必需氨基酸、优质蛋白质、代谢胆固醇的亚油酸、维生素B_1、维生素「、锌、钾等营养成分，具有防治动脉硬化、心脏病、糖尿病的作用，同时还可健脑、防止老化，同样非常适合中老年人食用。豆腐适合与猪腿肉、牛奶、绿色蔬菜同食。

魔法的饮食搭配

橙子——富含维生素C的疗疾佳果

橙子含有丰富的维生素C、维生素P、钙、磷、β胡萝卜素、柠檬酸、果胶以及醛、酮、烯类物质，因而有"疗疾佳果"的美誉。

橙子中丰富的维生素C不仅能增强机体抵抗力，增加毛细血管的弹性，还能将脂溶性有害物质排出体外，是名副其实的保健抗氧化剂，经常食用有益机体，还有醒酒功能。

鸡血 + 橙子 ▶ 促进对铁的吸收，预防贫血

鸡血 + 菠菜 ▶ 净化血液，养肝护肝

鸡血 + 莲藕 ▶ 补益气血，增强免疫力

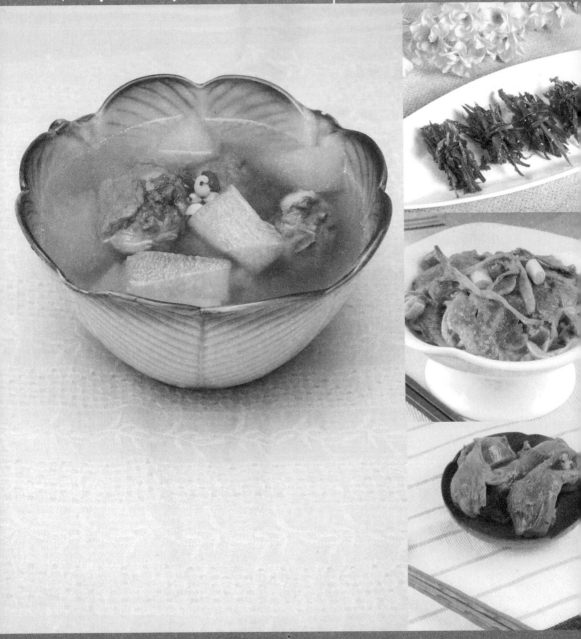

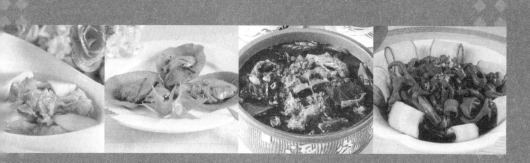

滋养肺胃、健脾利水、止咳化痰

鸭肉中蛋白质、铁和锌的含量比鸡肉多，且脂肪含量少。

鸭翅肉质紧密，属于鸭肉中味道最好的部位，深受人们喜爱。

鸭掌具有皮厚、无肉、筋多的特点，烹饪后别具风味。

烤鸭脖和卤鸭脖麻、辣、鲜、香俱全，味香入骨。

鹅肉含有多种必需氨基酸，不饱和脂肪酸的含量高达66.3%。

鹅翅适合卤、炸、炖、烤，佐以辣椒，香辣可口，美味诱人。

鹅肝是西方人非常喜欢的一种食材，常常被制作成美味的鹅肝酱。

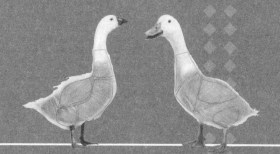

Method

整鸭的脱骨技巧

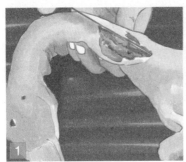

1 将宰杀完的鸭子清洗干净，在脖颈表皮切开一刀。

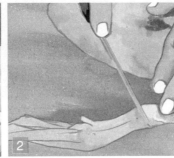

2 将鸭爪切下去。

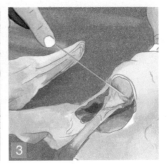

3 将鸭翅骨取出并切断。

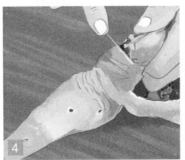

4 将鸭脖与头部连接处切断。

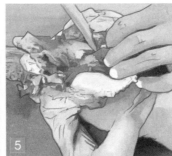

5 将鸭脖与胸骨连接处切断。

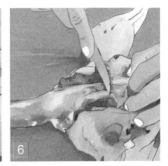

6 将鸭脖取出。

完成

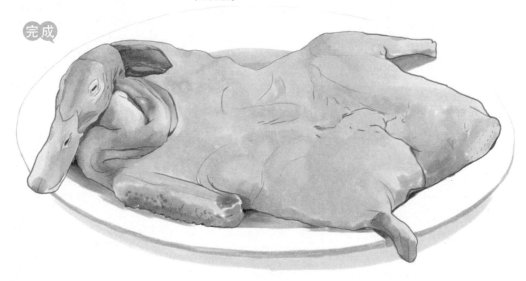

Method

鸭肉

制作美味卤鸭的秘诀

适合制作卤味的肉类食材…

　　像鸭心、鸭翅、鸭掌、鸭舌、鸭肠、鸡爪、鸡翅、鸡胗这些材料，适合用来做冰镇卤味。因为鸡和鸭的体型都比较小，脚与翅膀部位的骨头、肉质、胶质的比例不但最适合卤，方便食用，并且皮薄，没有厚厚的脂肪层，吃起来既爽口又清凉。在被一层冻汁封住后，外皮入口即化，就连骨髓都能够散发出一种浓郁的香味。

　　用鸡、鸭的内脏做食材，是因为它们的胶质含量不怎么高，不会入口即化。但是因为内脏的肉质特别结实，所以口感别具特色，例如鸭肠爽脆、鸡胗脆韧，吃起来的口感都很不错。

制作卤味前的 3 个处理步骤

步骤 1 …清洗

　　如今，绝大多数肉类，在消费者购买前，都经过了处理。所以消费者买回家后，一般都不需要自己动手拔毛或者刮洗。不过，食材上多多少少还是会沾有血污或者灰尘，所以一定要在烹饪前彻底清洗干净，多冲几次水。

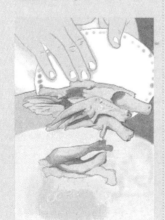

步骤 2 …汆烫

　　之所以汆烫，不仅是为了要将食材稍微烫熟，还能进一步清除那些洗不掉的脏污和杂味。在汆烫之后，千万不要忘记冲洗干净。

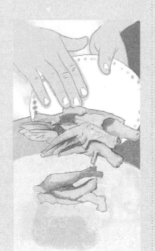

步骤 3 …泡凉

　　为了让口感筋道柔软，在汆烫之后先洗干净，然后马上浸泡在冷水中，通过快速冷却能够保持肉质的弹性，通过充分冷却也才能吸收更多的卤汁，才能让卤味既多汁又美味。

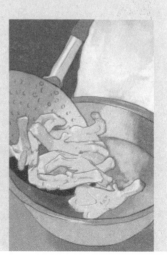

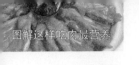

duck

鸭肉

滋阴清热、利水消肿

鸭肉含有蛋白质、脂肪、B族维生素、维生素A、锌、铁、钙、磷、钾等营养成分，具有滋阴清热、利水消肿、养血、养胃生津等多种功效。

鸭肉中蛋白质、铁和锌的含量比鸡肉多，且脂肪含量少，含有较多不饱和脂肪酸，因此滋补作用很强。此外，鸭肉性寒凉，对于大便干燥、水肿、低烧、身体虚弱等症有很好的效果，特别适合上火的人食用。

营养成分表（g/100g可食部分）

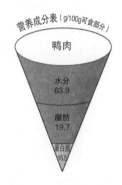

鸭肉

水分
63.9

脂肪
19.7

蛋白质
15.5

数据源于《中国居民膳食指南》

饮食禁忌

腹部冷痛、痛经、体寒、腰痛、大便稀泻等症患者少食。

保存方法

最好当天食用，如果一两天内吃不完，则将鸭肉分割成块，分装进保鲜袋中，放入冰箱冷冻室保存。

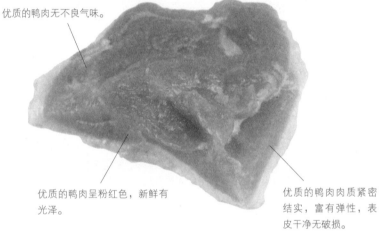

优质的鸭肉无不良气味。

优质的鸭肉呈粉红色，新鲜有光泽。

优质的鸭肉肉质紧密结实，富有弹性，表皮干净无破损。

中国营养协会推荐
—— 餐桌上的膳食宝塔

冬季吃鸡，夏季吃鸭

鸡肉和鸭肉都属于禽类，功效却不尽相同。俗语云，"逢九一只鸡，来年好身体"，可见鸡肉是适合冬季进补的食材。而鸭肉由于性寒，具有滋阴清热的功效，适用于缓解肺热咳嗽、肾炎水肿、低烧、头痛、小便不利、失眠等病症，尤其适合夏季食用，可清除人体燥热。

此外，西瓜、绿豆、冬瓜、莲藕、丝瓜、黄瓜等蔬果粮食都适宜在炎热的夏季食用。

—— 来源于《中国居民膳食指南》

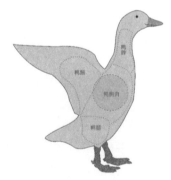

鸭脖
鸭翅
鸭胸肉
鸭腿

针对症状

水　肿	▶ 冬瓜薏米鸭 P125
食欲不振	▶ 凉拌鸭丝 P126
身体虚弱	▶ 茶树菇烧老鸭 P126
便　秘	▶ 养心鸭子 P126

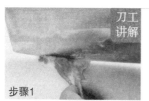

刀工
讲解

步骤1

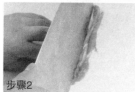

步骤2

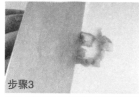

步骤3

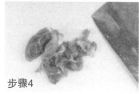

步骤4

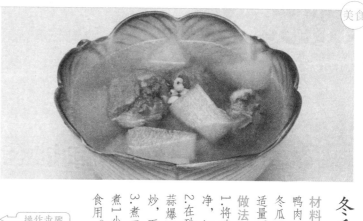

美食

冬瓜薏米鸭

鸭肉加冬瓜，
预防水肿

材料：

鸭肉500克，薏米20克，枸杞10克，冬瓜250克，油、蒜、米酒、高汤各适量。

做法：

1.将鸭子处理干净，切成块；冬瓜洗净，切块。

2.在砂锅中放入食用油，油烧热后放入蒜爆锅炒香，然后放入鸭肉一起翻炒，再放入米酒和高汤，搅拌均匀。

3.煮开后放入薏米、枸杞，用大火煮1小时，再放入冬瓜，小火煮熟后食用。

操作步骤

步骤1
切去油层部分

步骤2
将鸭剁成长条

步骤3
将长条剁成块状

步骤4
完成

鸭肉富含蛋白质、不饱和脂肪酸、锌、钙等营养成分，具有清润滋补的作用；冬瓜中钠含量较少，是营养不良性水肿、慢性肾炎水肿、孕妇水肿患者的消肿佳品。二者合用滋阴清热，可有效预防水肿，也是夏季消除暑热的首选。

此外，冬瓜中膳食纤维含量占0.7%，具有改善血糖水平、降低胆固醇、降血脂、防治动脉粥样硬化的作用。冬瓜中富含丙醇二酸，能有效控制体内的糖类转化为脂肪，还能把多余的脂肪消耗掉，防止体内脂肪堆积，对防治高血压、减肥有良好的效果。

肉类在饮食中的死对头

鸭肉不适合的两种吃法

1.与富含维生素C的柠檬搭配烹饪

鸭肉富含的铜会将柠檬中的维生素C氧化，使其失去营养；柠檬中富含的柠檬酸会与鸭肉中的蛋白质结合，使蛋白质固化，阻碍人体消化吸收。

2.与鸡肉、腊肉等多种肉类食材同食

这些肉类食材中都富含蛋白质，会造成人体消化系统的负担，导致消化不良。

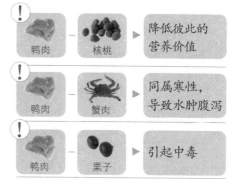

鸭肉 — 核桃 ▶ 降低彼此的营养价值

鸭肉 — 蟹肉 ▶ 同属寒性，导致水肿腹泻

鸭肉 — 栗子 ▶ 引起中毒

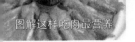
美食

凉拌鸭丝
帮助消化，改善食欲不振

鸭肉　　　　　　青椒

膳食功效

青椒含有芬芳辛辣的辣椒素，能增进食欲、帮助消化，与鸭肉同食可改善食欲不振。

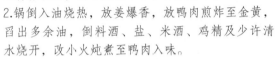

材料：

鸭1只，青椒2个，盐、鸡精、料酒、香油、姜、米酒、植物油各适量。

做法：

1.青椒切段；鸭子处理干净，焯水沥干。

2.锅倒入油烧热，放姜爆香，放鸭肉煎炸至金黄，舀出多余油，倒料酒、盐、米酒、鸡精及少许清水烧开，改小火炖煮至鸭肉入味。

3.将鸭肉取出，剔去骨头，撕成细丝。

4.将青椒和肉丝放入盘中，淋入适量的香油即可。

茶树菇烧老鸭
强身健体，改善虚弱体质

鸭肉　　　　　　茶树菇

膳食功效

茶树菇中人体必需的8种氨基酸齐全，还富含B族维生素，与鸭肉同食可强身健体，改善虚弱体质。

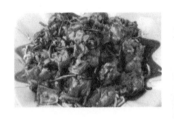

材料：

鸭1只，茶树菇200克，盐、鸡精、料酒、酱油、白糖、姜、蒜、食用油各适量。

做法：

1.茶树菇泡发洗净；鸭子处理干净，焯水沥干，晾凉剁块。

2.油锅烧至五成热，放鸭肉炸至金黄色。

3.锅底留油，放姜、蒜爆香，倒茶树菇煸炒，放适量的水、盐、料酒、酱油、白糖，烧至沸腾。

4.倒入鸭块，撒入鸡精，翻炒均匀即可。

养心鸭子
润肠通便，改善便秘

鸭肉　　　　　　黄花菜

膳食功效

黄花菜富含的膳食纤维能刺激胃肠蠕动，促使食物排泄，二者合用可润肠通便，改善便秘。

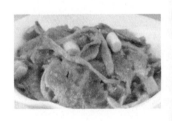

材料：

鸭1只，肉末、黄花菜适量，盐、鸡精、料酒、葱段、姜片、冬虫夏草、党参、枸杞子各适量。

做法：

1.鸭子处理干净，焯水沥干；黄花菜泡发切碎；肉末洗净。

2.上述材料加葱段、姜片、盐、料酒拌匀，塞入鸭肚子。

3.砂锅放清汤烧开，加冬虫夏草、党参、枸杞子、葱、姜、盐及鸭子，小火炖至鸭肉酥烂，放鸡精调味即可。

鸭翅

duck wing

鸭翅含有蛋白质、脂肪、维生素A、钙、镁、钾等营养成分，具有养胃生津、清热健脾的功效，可有效改善食欲不振。同时鸭翅也具备鸭肉滋阴清热、利水消肿的功效，可改善水肿、食欲不振、低烧、身体虚弱等症。

由于鸭翅是鸭子经常运动的部位，因此肌肉较多，肉质紧密，属于鸭肉中味道最好的部位之一，深受人们喜欢。鸭翅适合卤、腌、炸等多种烹饪方式，是人们餐桌上的常见美食。

养胃生津、清热健脾

营养成分表（g/100g可食部分）

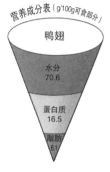

鸭翅
水分 70.6
蛋白质 16.5
脂肪 6.1

数据源于《中国居民膳食指南》

烹饪妙招

将鸭翅煎至出油，表面微微焦黄，再加料酒，可以去腥增香。

清洗方法

新鲜鸭翅在水龙头下冲洗，注意将鸭翅边缘的绒毛择干净；如果是冷冻鸭翅，则需自然解冻，不要用热水化。

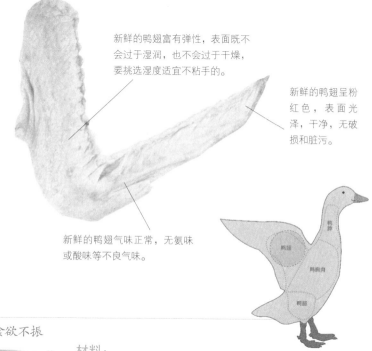

新鲜的鸭翅富有弹性，表面既不会过于湿润，也不会过于干燥，要挑选湿度适宜不粘手的。

新鲜的鸭翅呈粉红色，表面光泽、干净，无破损和脏污。

新鲜的鸭翅气味正常，无氨味或酸味等不良气味。

红烧鸭翅

美食

▶ 促进食欲，改善食欲不振

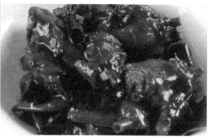

材料：
鸭翅250克，葱、姜、花椒、桂皮、香叶、干辣椒、八角、白糖、盐、料酒、酱油、油各适量。

做法：
1.鸭翅清洗干净，在关节处斩断，在翅膀的两面用刀划几刀以便入味。
2.将鸭翅放在盛水的锅中，大火烧开，撇去浮沫。
3.锅中放油烧热，放葱、姜、花椒、桂皮、香叶、干辣椒、八角爆香，倒入鸭翅，加酱油翻炒均匀。
4.向锅中加适量白糖、盐、料酒、水，没过鸭翅。
5.大火烧沸，小火收汁，鸭翅熟透即可。

功效：
本道美食色香味俱全，不仅味道诱人，还可促进食欲，改善食欲不振，是男女老少皆宜的菜品。

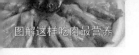

duck web

鸭掌

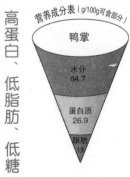

营养成分表（g/100g可食部分）

鸭掌

水分 64.7

蛋白质 26.9

脂肪 1.9

数据源于《中国居民膳食指南》

高蛋白、低脂肪、低糖的减肥佳品

鸭掌蛋白质含量丰富，尤其是胶原蛋白，又由于鸭掌脂肪和糖类的含量非常低，因此是女性减肥美容的最佳选择之一。曾有营养专家称，鸭掌的营养和美味可与熊掌相媲美。

鸭掌是鸭子的灵活部位，是活动量最大的部位，因此形成了皮厚、无肉、筋多的特点，口感别具风味，筋多则使鸭掌柔韧有嚼劲，皮厚则容易包含汤汁，肉少则容易入味。鸭掌适合卤、酱、腌等多种烹饪方式，是餐桌上常见的美味佳肴。

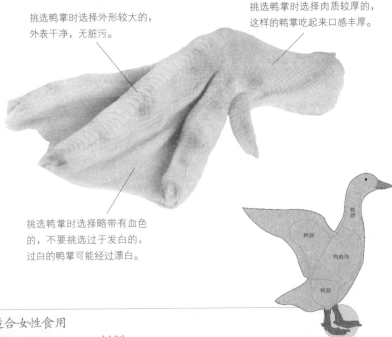

挑选鸭掌时选择外形较大的，外表干净，无脏污。

挑选鸭掌时选择肉质较厚的，这样的鸭掌吃起来口感丰厚。

挑选鸭掌时选择略带有血色的，不要挑选过于发白的，过白的鸭掌可能经过漂白。

鸭脖

鸭翅

鸭胸肉

鸭腿

🧍 烹饪妙招

鸭掌在煮食的时候应尽量多煮一会，以免过硬不熟。

🌿 清洗方法

用剪刀将鸭掌的趾甲依次剪下去，然后清洗，注意脚蹼间容易隐藏污垢，要仔细清洗。

麻油鸭掌

（美食）

▶ 瘦身美容，适合女性食用

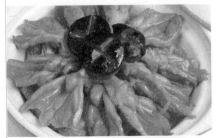

材料：

鸭掌400克，盐、鸡精、辣椒油、香油、料酒、葱、植物油各适量。

做法：

1.鸭掌清洗切片，放入沸水中煮，同时倒入适量的料酒，煮熟后将鸭掌捞出沥干。

2.将焯过的鸭掌摆入盘中，加入盐、鸡精、辣椒油、香油，拌匀。

3.葱洗净切碎，将适量的油倒入锅中，烧热，放入葱爆香，熄火，做成葱油。

4.将葱油淋入盘中，拌匀即成。

功效：

鸭掌含有丰富的胶原蛋白，可以帮助皮肤细胞吸收和贮存水分，保持肌肤的弹性，从而防止肌肤干燥起皱纹；又由于鸭掌中的脂肪和糖类含量很低，可使想要瘦身的女性在品尝美食的同时不会摄入过多热量。

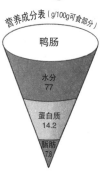

鸭肠

duck intestine

促进人体新陈代谢，维护人体多项功能

鸭肠含有蛋白质、脂肪、B族维生素、维生素A和钙、铁、钾、磷等营养成分，可促进人体新陈代谢，对维护人体神经、心脏、消化和视觉正常功能有一定的帮助。

鸭肠口味独特，是人们非常喜欢的美味佳肴，经常会出现在火锅的食材中。但值得注意的是，有些鸭肠是经过甲醛泡发过的，吃了这样的鸭肠极易引起人体过敏或食物中毒，严重时，还会对人体肝、肾和中枢神经造成损害，甚至致癌。

营养成分表（g/100g可食部分）

鸭肠

水分 77

蛋白质 14.2

脂肪 7.8

数据源于《中国居民膳食指南》

烹饪妙招

鸭肠煮制的时间不宜太长，至断生即可，防止过老，影响口感。

清洗方法

将鸭肠剖开，用清水冲洗，可放入少许醋和盐用力揉搓，出现泡沫后用清水洗净即可。

挑选鸭肠时选择新鲜无臭味的，避免购买有刺鼻性异味的。

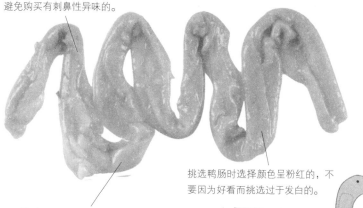

挑选鸭肠时选择颜色呈粉红的，不要因为好看而挑选过于发白的。

挑选鸭肠时选择比较有韧性的，不要购买易破碎或者过于光滑的。

鸭胖

鸭颈

鸭胸肉

鸭翅

凉拌鸭肠

美食

▶ 香辣可口，刺激食欲

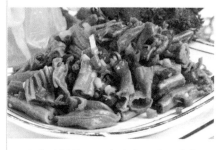

材料：

鸭肠500克，辣椒250克、香菜、小葱、盐、料酒、味精、醋、香油、辣椒油各适量。

做法：

1.清洗鸭肠，然后放入开水中烫熟，捞出后放入凉水盆中过凉，沥干水分，切成段。

2.将辣椒、香菜、葱分别清洗干净，辣椒切成与鸭肠长短相等的段，香菜、葱切末。

3.将鸭肠放入一大碗内，放入辣椒段、香菜末、葱末，然后加入盐、料酒、味精、醋、香油、辣椒油，调拌均匀即可。

功效：

本道美食以鸭肠为主要材料，辅以辣椒，因此色泽美观，吃起来香辣可口，脆嫩多汁，可刺激食欲，是人们餐桌上的上等佐酒佳肴。

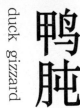

鸭肫

duck gizzard

增强脾胃功能的佳肴珍品

鸭肫，又称鸭胗，即鸭的胃部，含有蛋白质、脂肪、糖类、烟酸、维生素E和钙、镁、铁、钾、磷、钠等营养成分，具有养胃健脾的功效，可以增强脾胃功能，促进消化，尤其适合腹胀、消化不良、食欲不振、呃逆、呕吐、慢性胃炎、胃溃疡等胃部病症患者食用。

鸭肫可炸、卤、拌、烤、烹饪方法多种多样，并且吃起来肉质紧密耐嚼，香嫩多汁，没有油腻感，深受各年龄层人群喜欢。

营养成分表（g/100g可食部分）

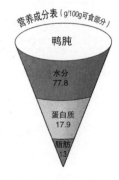

鸭肫

水分 77.8

蛋白质 17.9

脂肪 1.3

数据源于《中国居民膳食指南》

饮食禁忌

孕妇忌食。

保存方法

首先从新鲜鸭肫右侧的中间斜剖开半边，然后剥去鸭肫皮，再用清水清洗。

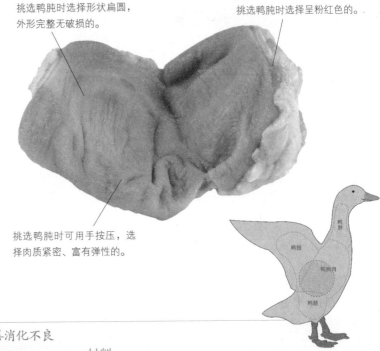

挑选鸭肫时选择形状扁圆，外形完整无破损的。

挑选鸭肫时选择呈粉红色的。

挑选鸭肫时可用手按压，选择肉质紧密、富有弹性的。

盐水鸭肫

美食

▶ 养胃健脾，改善消化不良

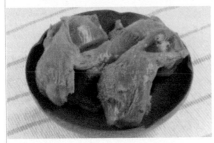

材料：
鸭肫500克，盐、鸡精、姜、葱、料酒、花椒各适量。

做法：
1.鸭肫洗净，放入开水中焯一下，捞出并用清水洗净，沥干备用。
2.水锅烧热，放入鸭肫及盐、鸡精、姜、葱、料酒、花椒，大火烧开，改小火焖煮。
3.两小时后掀开锅盖，加入料酒和鸡精，继续烧至入味。
4.捞出鸭肫，放凉，切片装盘即可。

功效：
当我们的肠胃不能正常工作时，就会出现消化不良，不仅会带来不适，还会影响身体对营养的吸收利用。本道美食具有养胃健脾的功效，可有效改善消化不良，增强胃功能。此外，鸡胗、山楂、山药、红枣、白扁豆等食物也具有类似功能，可适量多食。

鸭脖

duck intestine

暖胃生津、除湿去烦的美食

鸭脖是大众非常喜欢的美食，最常见的是烤鸭脖和卤鸭脖，配料常常佐以辣椒，形成麻辣鲜香的味觉特点。鸭脖不仅口感鲜美，美味难挡，还具有暖胃生津、除湿去烦的功效，由于其高蛋白、低脂肪的特点，更是很多人追求的养颜美容的美食。

正宗烤鸭脖和卤鸭脖麻、辣、鲜、香俱全，味香入骨，男性喜欢拿它做下酒菜，而女性则喜欢把它作为休闲消遣的零食。应注意，鸭脖虽美味，但食用量应有所节制。

烹饪妙招

无论是烤鸭脖还是卤鸭脖，最好在烹饪前将鸭脖用开水焯熟，排出血水，以免不熟。

清洗方法

尽量去掉鸭脖上的白色脂肪，放在清水中浸泡一段时间，然后清洗即可。

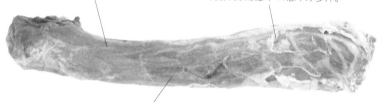

挑选鸭脖时应选择颜色呈粉红色、外表有一层透明的筋膜的，不要挑选颜色过白或发紫的。

挑选鸭脖时应选择较粗的，这样的鸭脖肉质较多，口感丰厚多汁。

挑选鸭脖时应选择没有刺激性、腥臭味道的。

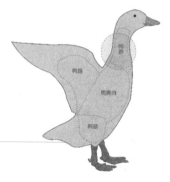

烤鸭脖

美食

▶ 鲜香麻辣，暖胃生津

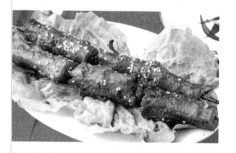

材料：
鸭脖500克，盐、白糖、孜然、味精、五香粉、辣椒末、蒜末、老抽、蚝油、色拉油、柠檬汁、白芝麻各适量。

做法：
1.鸭脖清洗干净，在上面划几刀以便入味。
2.将所有调味料混合均匀，制成调料汁。
3.将鸭脖浸泡在调料汁中，放入冰箱腌制一晚。
4.将鸭脖放入烤箱，温度设为200℃，时间设为15分钟，然后拿出，刷一次调料汁，再烤15分钟，直到烤熟为止。
5.将鸭脖穿在竹签上，撒些白芝麻即可。

功效：
本道美食味道鲜香麻辣，具有暖胃生津、发散风寒的功效，同时可促进新陈代谢和血液循环，增强消化液的分泌，有助于增进食欲、促进消化。

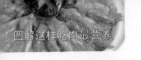
鸭血

duck blood

补血养肝、清热解毒

鸭血含有蛋白质、糖类、维生素E、铁、钾、磷等营养成分，具有补血养肝、清热解毒的功效，适合治疗缺铁性贫血、中风眩晕、药物中毒、劳伤吐血、痢疾等症。

鸭血富含的铁以血红素铁的形式存在，易被人体吸收利用，可以防治缺铁性贫血，同时可有效预防冠心病、动脉硬化等症；鸭血所含的维生素K可以促使血液凝固，具有止血的功效；鸭血还可净化人体，排出毒素。

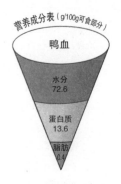

营养成分表（g/100g可食部分）

鸭血

水分 72.6

蛋白质 13.6

脂肪 0.4

数据源于《中国居民膳食指南》

烹饪妙招

将鸭血浸泡在盐水中一段时间，然后放入开水中汆烫，烹饪时加入葱、蒜、醋等调味便可去腥。

保存方法

当天烹饪可将鸭血放在保鲜盒中冷藏，若是隔天烹饪则需放进冷冻室。应尽早食用，以免营养流失。

挑选鸭血时选择颜色呈暗红的，一般来说，鸭血的颜色要深于猪血。

挑选鸭血时选择表面细腻而嫩滑的；不要挑选空隙多的，那可能是牛血炮制成的毒鸭血。

挑选鸭血时选择富有弹性的，鸭血通常还有一股较浓的腥味。

中国营养协会推荐
—— 餐桌上的膳食宝塔

粉尘、纺织、环卫工作者应常吃动物血

鸭血、鸡血、猪血等动物血中富含血浆蛋白，血浆蛋白经胃酸分解后可产生一种具有解毒滑肠功效的分解物，这种分解物可将侵入人体的头发、粉尘、有害金属排出体外，清除肠腔的沉渣浊垢，对人体起到净化作用，从而避免积累性中毒。正因如此，动物血又被营养专家誉为"人体清洁工"。因此粉尘、纺织、环卫、采掘工作者应该常吃动物血。

—— 来源于《中国居民膳食指南》

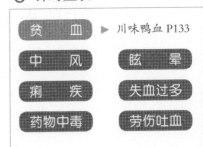
鸭肝
鸭翅
鸭胸肉
鸭腿

针对症状

贫　　血	▶ 川味鸭血 P133
中　　风	眩　　晕
痢　　疾	失血过多
药物中毒	劳伤吐血

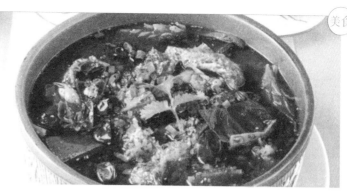

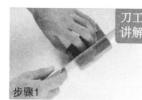
步骤1

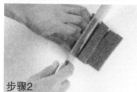
步骤2

刀工
讲解

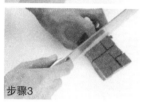
步骤3

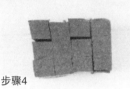
步骤4

← 操作步骤

步骤1
将鸭血切成块状

步骤2
将块状切成条状

步骤3
将条状切成丁状

步骤4
完成

川味鸭血

材料：

鸭血400克、黑木耳、鸭肠、毛肚各适量，小葱、盐、鸡精、花椒、八角、胡椒粉、火锅底料、红椒各适量。

做法：

1.鸭血切丁，焯熟；木耳泡发切片；毛肚切片；鸭肠焯熟。

2.锅中放油烧热，放红椒炸至红色，下花椒爆香，制成辣椒油。

3.砂锅倒入水和火锅底料烧开，加所有材料共煮。煮至八分熟时倒入辣椒油，搅匀即可。

鸭血加黑木耳，润肠通便

黑木耳的作用是可以把残留在人体消化系统内的灰尘、杂质吸附集中起来排出体外，从而清理肠胃。这是因为木耳中含有一种特殊的胶质，这种胶质还能化解胆结石、肾结石等体内异物。木耳还可以促进纤维类物质的分解，对无意中吃下的头发、谷壳、木渣、沙子、金属屑等不易消化的物质有溶解与消化作用。黑木耳具有相同作用的鸭血搭配食用可起到润肠通便的功效，可改善便秘等症。

此外，鸭血和黑木耳中铁的含量都极为丰富，因此川味鸭血还能生血养颜，令人肌肤红润，防治缺铁性贫血。

🔮 **魔法的饮食搭配**

鸭血的食用禁忌事项

虽然鸭血具有补血养肝、清热排毒的功效，但不是所有人都能食用鸭血。

1.心血管疾病患者不宜多食鸭血。

鸭血食用过多会增加人体内胆固醇的含量。

2.腹泻患者不宜多食鸭血。

鸭血具有润肠通便的功效，适合便秘患者食用。腹泻患者食用后则会加重症状。

鸭血 ＋ 菠菜 ▶ 补充铁质，预防贫血

鸭血 ＋ 豆腐 ▶ 强身健体，增强免疫力

鸭血 ＋ 韭菜 ▶ 护肝明目，预防眼疾

鸭头

duck brain

利水消肿，清除湿热

鸭头具有利水消肿、清除湿热的功效，适用于治疗水湿内停所致的小便不利、水肿胀满，湿热下注所致的小便短赤、淋漓涩痛。

鸭头适合卤、烤、炖等多种烹饪方式。烹饪前如何处理鸭头是关键，首先将鸭头放入清水中自然解冻，然后将其劈成两半，再次放入清水中浸泡，最后放入开水汆烫，以去除鸭头中的血水。

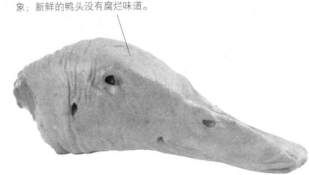

购买鸭头时应选择外形完整的，眼睛、下巴等俱全；新鲜鸭头表面没有黑斑、血点及腐烂的现象；新鲜的鸭头没有腐烂味道。

🍲 养生妙方

若干鸭头焯熟，加适量盐、鸡精、葱、姜、五香粉、料酒、酱油及清汤，小火煮十几分钟，捞出鸭头整齐放入熏笼，熏至鸭头变色。本方具有利水消肿的功效。

鸭心

duck heart

美味卤鸭心，血脂高者慎食

鸭心含有蛋白质、脂肪、糖类、维生素E、钙、磷、钾等营养成分。鸭心最常见的烹饪方式就是卤，卤鸭心是一道老少皆宜的美味菜肴。不过鸭心中胆固醇含量颇高，平均每100克鸭心中就含有120毫克胆固醇，因此患有高血脂症、心脏病、高血压等心脑血管疾病的患者应尽量避免食用，以免造成血液中胆固醇含量升高，使病情恶化。

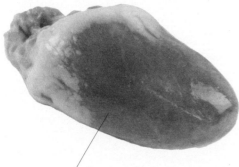

购买鸭心时选择外形呈锥形、颜色呈紫红的。新鲜的鸭心肉质较韧而富有弹性，外表附有油脂和筋络，有少许腥味，但无臭味。

🍲 养生妙方

鸭心切片焯一下；花椒、八角、桂皮、香叶、葱、姜、卤汁、盐各适量，加一大碗水烧开。放凉后倒入鸭心，泡2小时即可。本方美味可口，可促进食欲。

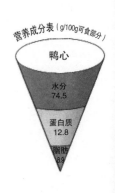

营养成分表（g/100g可食部分）

鸭心

水分 74.5

蛋白质 12.8

脂肪 8.9

鸭肝

duck liver

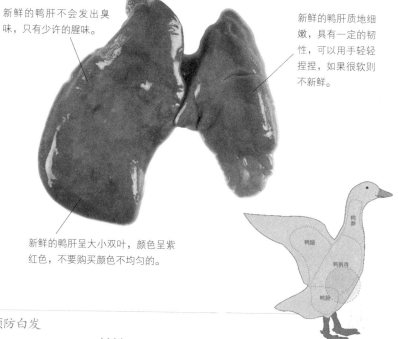

补血明目、养肝益肝

鸭肝，即鸭的肝脏，含有蛋白质、脂肪、维生素A、维生素B₂、维生素C、铁、磷、钾等营养成分，具有补血明目、养肝益肝的功效。

鸭肝富含的维生素A可护眼明目，防治眼睛干涩，对夜盲症等眼疾有一定改善作用；鸭肝富含的铁是人体合成红细胞的必需成分，因此可以预防贫血，改善面色青白、疲倦等症；鸭肝中还含有一般肉类food材不具备的维生素C，可抗衰老，提高机体免疫力。

鸭肝
水分 76.3
蛋白质 14.5
脂肪 7.5

数据源于《中国居民膳食指南》

饮食禁忌

每100克鸭肝中胆固醇含量高达341毫克，高血脂症、心脏病、高血压等心脑血管疾病患者忌食。

清洗方法

鸭肝是排毒器官，因此烹饪前要浸泡半小时，烹饪时也应炒至鸡肝完全变色为止。

新鲜的鸭肝不会发出臭味，只有少许的腥味。

新鲜的鸭肝质地细嫩，具有一定的韧性，可以用手轻轻捏捏，如果很软则不新鲜。

新鲜的鸭肝呈大小双叶，颜色呈紫红色，不要购买颜色不均匀的。

芝麻鸭肝

美食

▶ 美容肌肤，预防白发

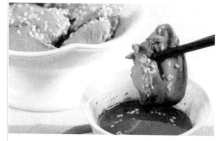

材料：

鸭肝500克，白芝麻50克，盐、料酒、味精、葱花、姜片、香油、鸡蛋清、淀粉、面粉、植物油各适量。

做法：

1.鸭肝洗净，剔去筋膜，切片。

2.取一大碗，放入盐、料酒、味精、葱花、姜片、香油，搅拌均匀，将鸭肝放入，腌制10分钟。

3.将鸡蛋清打出泡沫，加入面粉和淀粉，搅拌均匀成鸡蛋糊。

4.将鸭肝两面扑上面粉，再蘸上鸡蛋糊，洒些芝麻。

5.油放入锅中烧热，将鸭肝放入炸至金黄色即可。

功效：

芝麻中含有大量的维生素E，可有效预防过氧化脂质对皮肤的危害，从而使皮肤白皙有光泽；所富含的矿物质能维持毛发健康。鸭肝与芝麻同食可美容肌肤，预防白发。

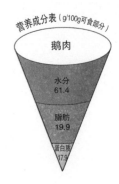

鹅肉

goose meat

益气补虚、和胃止渴

鹅肉含有蛋白质、脂肪、维生素E以及钙、磷、钾、钠等矿物质，具有益气补虚、和胃止渴的功效，适合治疗气短乏力、食欲不振、慢性气管炎等症。

鹅肉含有人体生长发育所必需的多种氨基酸，并且接近人体所需的氨基酸比例，因此易被消化吸收，具有强身健体的功效，适合病后体虚者食用；鹅肉的脂肪含量很低，但其中不饱和脂肪酸的含量高达66.3%，亚油酸的含量可占4%，这对于大脑发育有很大的好处。

营养成分表（g/100g可食部分）

鹅肉	
水分	61.4
脂肪	19.9
蛋白质	17.9

数据源于《中国居民膳食指南》

饮食禁忌

肠胃虚弱、湿热积滞、内有虚汗以及皮肤敏感或皮肤疮毒者忌食。

保存方法

鹅肉洗净，沥干水分，切成大小合适的块状，用保鲜袋分装好，放入冰箱冷冻室可保存1～2个月。

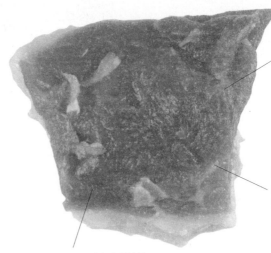

挑选鹅肉时应选择表面无黏液的，不要挑选有血水渗出的。

挑选鹅肉时应选择肉质呈粉红色，肌肉切面光滑平整，肉质饱满的。

挑选鹅肉时应选择肉质富有弹性的。

中国营养协会推荐
—— 餐桌上的膳食宝塔

五月是品尝鹅肉的最佳时节

吃鹅也有时节之分，五月鹅、菜花鹅、夏至鹅、冬至鹅……诸如此类。其中，五月鹅具有体型适中、肉厚骨小、肥腴鲜美的特点，在众多鹅肉中无论从营养还是口味上都堪称上等。

鹅经过春天的成长，到五月前后已经最为肥嫩新鲜。也就是说，初夏时节是吃鹅的大好时节，民间"冬吃羊肉夏吃鹅"的说法正是缘于此。因鹅肉具有养胃、止咳、补气的功效，这时吃鹅还可以有效预防咳嗽。

—— 来源于《中国居民膳食指南》

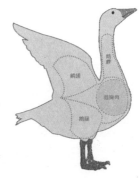

针对症状

食欲不振	▶ 鹅肉土豆汤 P137
慢性气管炎	▶ 鹅肉炖萝卜 P138
慢性肾炎	▶ 鹅肉冬瓜汤 P138
口唇干裂	▶ 山药炖鹅肉 P138

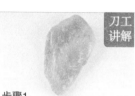

步骤1

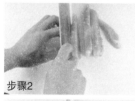

步骤2

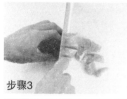

步骤3

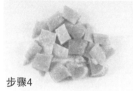

步骤4

刀工讲解

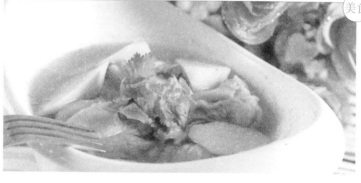

美食

操作步骤

步骤1
分割出鹅胸肉

步骤2
将鹅肉切成条状

步骤3
将条状切成块状

步骤4
完成

鹅肉土豆汤

材料：

鹅肉500克，土豆200克，红枣50克，枸杞50克，姜片、葱段、香油、盐、胡椒粉、味精、料酒各适量。

做法：

1. 鹅肉切块，土豆去皮切块。

2. 锅中加水煮沸，倒入鹅块余烫，捞起沥干。

3. 锅中烧清水，放姜片、红枣、枸杞和鹅块，加盐、胡椒粉、味精、料酒，大火炖烂后放土豆，小火炖半小时，放香油、葱段即可。

鹅肉加土豆，改善食欲不振

土豆具有和中养胃、健脾利湿的功效，富含的抗性淀粉可以促进脾胃的消化功能，还能促进肠道毒素的分解与排出，改善结肠微生物群落。而鹅肉结缔组织少，肉质较为细腻，且富含多种易被人体吸收利用的氨基酸。因此，鹅肉和土豆搭配食用，可以消除胃部胀气，促进消化，调理肠胃不适，从而改善食欲不振、消化不良等症。

此外，土豆富含的钾可促使盐分排出体外，降低血压，消除水肿。同时土豆还是一种碱性蔬菜，可保持体内酸碱平衡，具有美容和抗衰老的作用。

⚠️ **肉类在饮食中的死对头**

烟熏鹅肉搭配啤酒致癌

烟熏鹅肉在制作过程中要添加大量亚硝酸类物质，这类物质有致癌的作用，长期食用会对身体造成极大的危害，提高胃癌的发病率。

啤酒中的酒精会加重肝脏的负担，损害肝脏组织，影响肝脏的正常功能。有很多人在食用烟熏鹅肉时喜欢搭配啤酒，这就使亚硝酸类致癌物质更加容易进入肝脏，损害肝脏，甚至诱发肝癌。

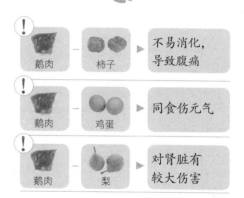

鹅肉 - 柿子 ▶ 不易消化，导致腹痛

鹅肉 - 鸡蛋 ▶ 同食伤元气

鹅肉 - 梨 ▶ 对肾脏有较大伤害

鹅肉炖萝卜

清肺化痰，改善慢性气管炎

 +

鹅肉　　　　　　白萝卜

膳食功效

　　白萝卜具有化痰止咳、清热解毒的功效，鹅肉与之同食可清肺化痰，改善慢性气管炎。

材料：

鹅肉500克，白萝卜250克，姜、盐、味精、麻油各适量。

做法：

1.鹅肉洗净切块；白萝卜去皮洗净，切成与鹅肉同等大小的块；姜切片。

2.将鹅肉块和萝卜放入砂锅内，加入适量水，没过锅中材料，开大火，烧开时向锅内加入姜片和适量盐。

3.改小火，直至鹅肉炖烂，然后放入味精，淋入麻油即可。

鹅肉冬瓜汤

利水消肿，改善慢性肾炎

 +

鹅肉　　　　　　冬瓜

膳食功效

　　冬瓜具有清热解毒、利水消炎、除烦止渴的功效，鹅肉与之同食可利水消肿，改善慢性肾炎。

材料：

鹅肉250克，冬瓜500克，葱、姜、盐各适量。

做法：

1.将鹅肉洗净切块；冬瓜洗净，去皮，切块；葱切段；姜切片。

2.向锅中加适量水，放入鹅肉，大火烧开，撇去浮沫，将鹅肉捞出，沥干水分备用。

3.将鹅肉放入炖锅中，加适量清水、葱段、姜片，大火烧开，转小火炖1小时。

4.向锅中倒入冬瓜，加盐，小火炖10分钟即可。

山药炖鹅肉

清热生津，预防口唇干裂

 +

鹅肉　　　　　　山药

膳食功效

　　山药具有益气养阴、补脾肺肾的功效，鹅肉与之同食可清热生津，预防口唇干裂。

材料：

鹅肉250克，山药50克，猪肉200克，枸杞子、葱段、姜片、料酒、盐、酱油、植物油各适量。

做法：

1.将鹅肉和猪肉分别洗净，切块，用沸水焯一下。

2.将山药洗净，去皮，切长条。

3.将油倒入锅内烧热，放入葱段、姜片爆锅，倒入鹅肉、猪肉和山药，翻炒均匀，加入适量清水、料酒、盐、酱油、枸杞子，小火炖烂即可。

鹅翅

goose wing

肉质饱满丰富的美容佳品

鹅翅即鹅的翅膀，是鹅经常运动的部位，因此肉质较嫩。鹅翅相比于鸡翅、鸭翅等其他禽类翅膀来讲，外型更大，因此肉质也更为饱满丰富。鹅翅除了富含蛋白质、脂肪、维生素E以及钙、磷、钾、钠等营养成分外，胶原白含量颇为丰富，是美容养颜的保健佳品。

鹅翅适合卤、炸、炖、烤等多种烹饪方式，常常佐以促进食欲的辣椒，成菜香辣可口，美味诱人，是很多人喜爱的美食。

烹饪妙招

鹅翅烹饪前需要放在开水中氽烫，去掉血水。

清洗妙招

清洗前要将鹅翅上的毛处理干净，可用镊子夹去，不可用刀刮断，去毛后需反复清洗。

挑选鹅翅时选择表面干爽不粘手的，不要挑选有血水渗出的。

挑选鹅翅时选择颜色呈浅粉色，肉质较多，没有不良气味的。

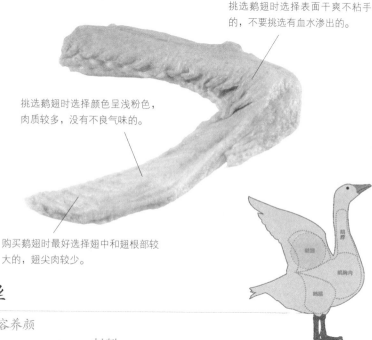

购买鹅翅时最好选择翅中和翅根部较大的，翅尖肉较少。

麻辣鹅膀丝

美食

▶ 健脾开胃，美容养颜

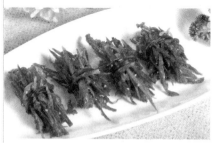

材料：
鹅翅500克，大葱1棵，姜一小块，酱油、盐、食用油、糖、香油、花椒、料酒、红油辣椒各适量。

做法：
1.鹅翅清洗干净；葱切段；姜切片。
2.烧开半锅水，将鹅翅倒入锅中，焯熟捞出，去骨，切成丝，捆扎起来。
3.将适量的油倒入锅中，烧开后放入花椒、葱、姜、红油辣椒炒香，接着放入酱油、盐、糖、香油、料酒和少量水，烧开。
4.将鹅膀丝放入锅中煮至上色，捞出，盛入盘中即可。

功效：
本道美食味道香辣诱人，色泽鲜艳，主料为鹅翅，佐以辣椒等香辛料，因此具有健脾开胃、美容养颜的功效。

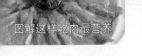
鹅肝

goose liver

养肝明目、补血养颜

鹅肝即鹅的肝脏，具备动物肝脏典型的营养成分，含有蛋白质、脂肪、糖类、维生素A、维生素E、维生素B₂以及铁、钾、铜等矿物质，其有养肝明目、补血养颜等功效，可以维持眼睛、皮肤的健康，防止眼睛干涩、疲劳，预防缺铁性贫血，改善面色苍白、易感疲倦等症。此外，鹅肝还含有少量的维生素B₂，可促进人体新陈代谢。

鹅肝是西方人非常喜欢的一项菜肴，常常被制作成美味的鹅肝酱。

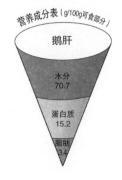

营养成分表（g/100g可食部分）

鹅肝

水分 70.7

蛋白质 15.2

脂肪 3.4

数据源于《中国居民膳食指南》

清洗方法

将鹅肝瓣膜中的纤维和血管去掉，处理时小心，鹅肝非常易碎，然后用清水冲洗。

保存方法

新鲜鹅肝放入保鲜盒冷冻保存，制成鹅肝酱可延长鹅肝的保存时间。

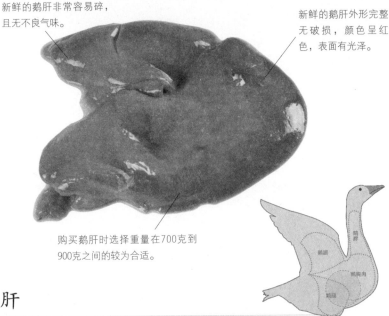

新鲜的鹅肝非常容易碎，且无不良气味。

新鲜的鹅肝外形完整无破损，颜色呈红色，表面有光泽。

购买鹅肝时选择重量在700克到900克之间的较为合适。

法式煎鹅肝

美食

▶ 美容养颜，预防皮肤粗糙

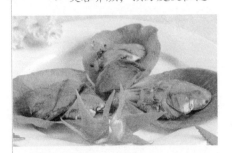

材料：

法式鹅肝若干片，鲜橙1个，橄榄油1小匙，盐、胡椒粉、面粉各适量。

做法：

1.法式鹅肝洗净，切片去筋，用纸巾吸干表面水分，在表面撒上盐和胡椒粉调味，两面沾上面粉。

2.鲜橙对切，取1/2果肉，榨汁备用。

3.将橄榄油倒入锅内烧热，鹅肝抖去多余的面粉放入锅中，煎至两面金黄即可。注意动作要快速，鹅肝易化掉。装盘，表面淋上鲜橙汁即可。

功效：

鹅肝口感细腻浓郁，入口即化，是法国人钟爱的美食，与松露、鱼子酱并列为世界三大珍馐。本道美食以法式鹅肝为主要原料，不仅味道诱人，还可美容养颜，防止皮肤粗糙。

鹅肠

goose intestine

口感脆滑、益气补虚

鹅肠外形细嫩、口感脆滑、色泽鲜美，可谓色香味俱全，是人们非常喜爱的一样食材。鹅肠含有丰富的蛋白质及多种矿物质，具有益气补虚、温中散血、行气解毒的功效。

烹饪鹅肠的关键在于事前的处理，清洗方法正确的鹅肠香脆诱人，处理不当则有难闻的腥味残留。首先将鹅肠放在清水中浸泡一段时间使之吸水膨胀，用小刀将其内壁的污秽刮去，清洗，最后将肠内的油膜撕去，反复清洗即可。

烹饪妙招

将鹅肠擦干水再炒，放入锅中必须迅速炒匀，这样做出的炒鹅肠才会爽脆，口感极好。

保存方法

鹅肠应该现买现吃，不适合冷冻，否则口感不爽滑。

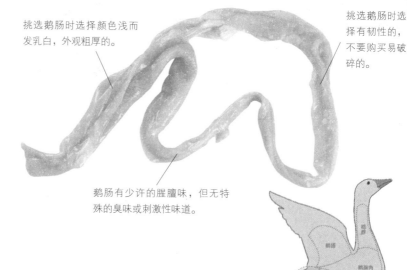

挑选鹅肠时选择颜色浅而发乳白，外观粗厚的。

挑选鹅肠时选择有韧性的，不要购买易破碎的。

鹅肠有少许的腥膻味，但无特殊的臭味或刺激性味道。

卤水鹅肠

美食

▶ 益气补虚，促进食欲

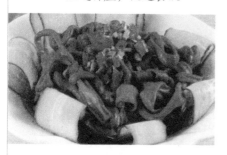

材料：
鹅肠500克，卤汁1000克，姜、葱各适量。

做法：
1.将姜和葱切丝备用。
2.将鹅肠清洗干净，放入凉水中浸泡10分钟，捞出，沥干。
3.将卤汁倒入锅中，放入鹅肠，大火烧开，转小火煮烧5分钟。
4.关火，等待鹅肠冷却。冷却后取出，将鹅肠切成段装盘，淋上少许卤汁，撒上姜丝、葱丝即成。

功效：
葱含有具刺激性气味的辣素和挥发油，可以帮助祛除鹅肠中的腥味，使之产生特殊香气。此外，葱还具有杀菌的功效，可刺激消化液的分泌，促进食欲。鹅肠佐以葱，可益气补虚，促进食欲，适合大病初愈者食用。

其他肉类

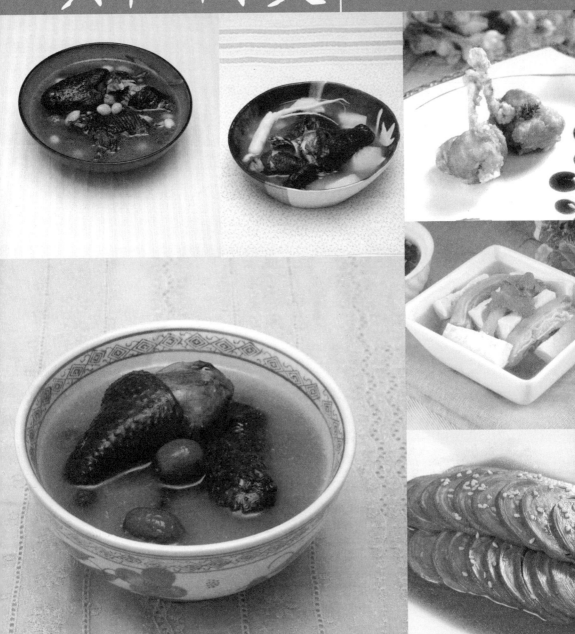

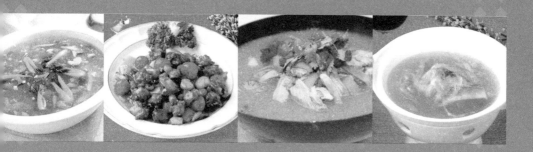

食物多样化，营养均衡才是最佳饮食

驴肉对动脉硬化、高血压、冠心病患者有保健作用。

食用狗肉可进补驱寒，其味道醇厚，肉质细嫩香滑。

兔肉富含蛋白质，脂肪含量较低，有"荤中之素"的美称。

马肉营养丰富，可恢复肝脏机能，防止贫血，促进血液循环。

田鸡肉质细嫩，味道鲜美，胜似鸡肉。

乌鸡营养价值远远高于鸡肉，被人们誉为"名贵食疗珍禽"。

鸽子营养价值高，对老人、病人、孕妇有极强的调补作用。

蜗牛具有高蛋白、低脂肪的特点，胆固醇含量几乎为零。

蛇肉具有强壮神经、延年益寿的功效。

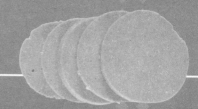

驴肉

donkey meat

补气血，益脏腑

「天上龙肉，地上驴肉」是人们对驴肉的最高褒扬。我国福建、山东、河北、陕西等地都有很多独具特色的驴肉小吃，如河间驴肉火烧、曹记驴肉等。从营养学的角度讲，驴肉营养丰富，富含蛋白质、脂肪、维生素以及人体必需氨基酸和10种非必需氨基酸，具有补气血、益脏腑等功效。因此，驴肉对动脉硬化、高血压、冠心病患者有保健作用。此外，它所含的动物胶等成分可为人体补充充足的营养。

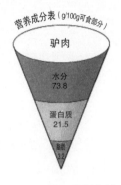

营养成分表（g/100g可食部分）

驴肉

水分 73.8

蛋白质 21.5

脂肪 3.2

数据源于《中国居民膳食指南》

饮食禁忌

驴肉的营养丰富，而金针菇含有多种生物活性酶，二者同时食用，可诱发心绞痛。

烹饪妙招

烹制时加少量苏打水可去除驴肉的腥味。制作驴肉时，可配些姜末、蒜汁，既杀菌，又除味。

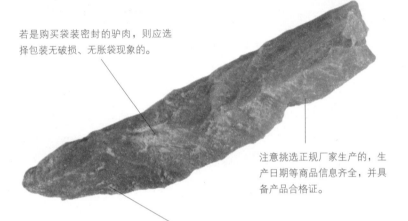

若是购买袋装密封的驴肉，则应选择包装无破损、无胀袋现象的。

注意挑选正规厂家生产的，生产日期等商品信息齐全，并具备产品合格证。

驴肉的颜色呈褐色或暗红色，不要挑选色泽太鲜艳的，那样的驴肉可能是添加人工色素而成。

中国营养协会推荐
—— 餐桌上的膳食宝塔

防治心血管疾病适合的营养食材

1.适合食用绿叶蔬菜和水果，富含多种维生素和微量元素，可保护血管、降低血压。这类食材包括菠菜、苹果、香蕉、葡萄、柚子、山楂、西瓜等。

2.适合食用鱼类，鱼中含有丰富的不饱和脂肪酸，可帮助改善血管弹性。

3.适合食用富含膳食纤维的食物，可以将多余胆固醇排出体外，这类食材包括粗粮、芹菜、土豆、山药、苹果等。

—— 来源于《中国居民膳食指南》

针对症状

阳痿遗精	▶ 砂锅炖驴肉P145
气血亏虚	▶ 风味驴盘肠P145
失眠头晕	▶ 驴肉蒸饺P145
健 忘	心 悸

砂锅炖驴肉

温肾壮阳，改善阳痿遗精

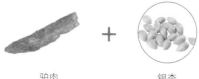

驴肉　　　　　　　银杏

膳食功效

　　本道美食具有温肾壮阳、驱寒除湿的功效，可改善阳痿、遗精、小便频数、遗尿等症。

材料：

驴肉1250克，银杏100克，鲜冬笋100克，鸡清汤1000克，花生油、胡椒粉、盐、白糖、芝麻油、绍酒、葱、姜、大茴香、花椒、味精、酱油各适量。

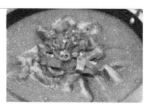

做法：

1.驴肉切块，下锅中煮透，捞出放凉水中泡1小时，取出沥水备用。

2.砂锅上火，加花生油烧热后放葱、姜、驴肉块、冬笋、银杏及各种调料、鸡清汤，大火烧开，改小火炖约2小时，待肉酥烂，撒胡椒粉即成。

风味驴盘肠

滋阴补血，改善气血亏虚

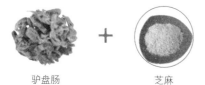

驴盘肠　　　　　　芝麻

膳食功效

　　本道美食具有滋阴补血、清心润肺的功效，可强健血管、恢复体力、消除疲劳，改善气血亏虚。

材料：

驴盘肠500克，熟芝麻50克，盐、鸡精、酱油、辣椒油、香油各适量。

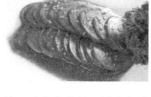

做法：

1.将驴盘肠清洗干净，放入开水中焯熟，捞出切成薄片，摆入盘中。

2.取一只碗，将适量盐、鸡精、酱油、辣椒油、香油倒入其中，搅拌均匀，制成料汁。

3.将制好的料汁淋在驴盘肠中。

4.撒上熟芝麻，即可上桌食用。

驴肉蒸饺

息风安神，改善失眠头晕

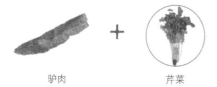

驴肉　　　　　　　芹菜

膳食功效

　　芹菜具有清热解毒、消除烦躁的功效，驴肉与芹菜同食可息风安神，改善失眠头晕等症。

材料：

驴肉500克、面粉500克，芹菜200克，葱、植物油、麻油、盐各适量。

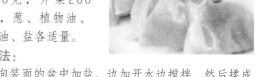

做法：

1.向装面的盆中加盐，边加开水边搅拌，然后揉成面团，醒30分钟。

2.将驴肉洗净切成肉馅；芹菜、葱分别洗净，切碎。

3.将驴肉、芹菜、葱放一大碗中，加适量的麻油和植物油搅拌，即蒸饺肉馅。

4.将面团揉成剂子，擀面饼，包饺子。

5.将驴肉饺蒸15分钟即可。

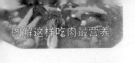

狗肉

dog meat

补中益气，温肾助阳

营养成分表（g/100g可食部分）

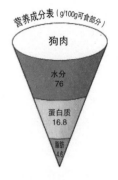

狗肉

水分 76

蛋白质 16.8

脂肪 4.6

数据源于《中国居民膳食指南》

狗肉在我国某些地区，有「香肉」或「地羊」的叫法。冬季是食用狗肉进补的最佳时节，我国各地均有用狗肉进补驱寒的习惯，因其味道醇厚，肉质细嫩香滑，因此被冠以「香肉」之名。中医认为，狗肉具有补中益气、温肾助阳的功效。可以治疗脾肾气虚、胸腹胀满、腰膝酸软等症。食用狗肉还可促进血液循环，提高消化能力，对于老年人的虚弱症同样适用。食用狗肉，可采用炒、爆、烧、炖、卤等烹饪方式。

饮食禁忌

狗肉性温，多食生热助火，多痰发渴，因此各种急性炎症、湿疹、痈疽、疮疡患者和妊娠妇女都应忌食。

烹饪妙招

先将狗肉切块，凉水浸泡，煮至半熟取出，切薄片，换新水浸泡1小时，可除异味。

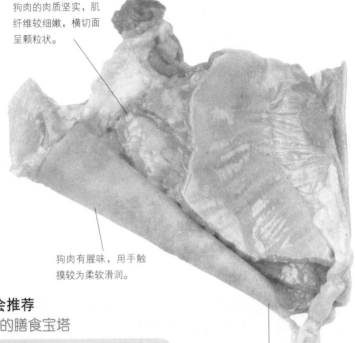

狗肉的肉质坚实，肌纤维较细嫩，横切面呈颗粒状。

狗肉有腥味，用手触摸较为柔软滑润。

狗肉肉质呈暗红色，其间夹杂着少量白色或灰白色的脂肪。

中国营养协会推荐
—— 餐桌上的膳食宝塔

成年男性适合的营养食材

1.适合食用含锌食物，如黑芝麻、紫菜、黄豆、菠菜、红枣、花生、茄子、芦笋、白菜、白萝卜等，可降低心脏病的发病率。

2.适合食用含镁食物，如小米、荞麦、坚果类等，可维持男子生殖系统的正常功能。

3.适合多食用谷类和薯类，二者可提供优质蛋白质、不饱和脂肪酸、B族维生素和丰富的膳食纤维，营养互补，有益肌肉和神经活动。

—— 来源于《中国居民膳食指南》

针对症状

畏寒肢冷 ► 狗肉汤P147

食欲不振 ► 狗肉炖豆腐P147

阳痿 ► 黑豆焖狗肉P147

腰膝酸软　　头晕目眩

狗肉汤

驱寒暖体，改善畏寒肢冷

 +

狗肉 　　　　　香菜

膳食功效

香菜含有挥发油和挥发性香味物质，能去除狗肉的腥膻味。本道美食可驱寒暖体，改善畏寒肢冷。

材料：

狗肉1500g，香菜200g，干红椒、盐、蒜末、酱油、味精、醋、桂皮、芝麻油、葱、姜、植物油各适量。

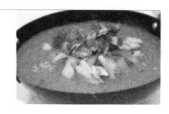

做法：

1.狗肉焯过，与葱、姜、桂皮、干红椒和清水放砂锅内煮至五成熟，捞出切块。

2.狗肉炒出香味，加酱油、盐和原汤，烧开倒入砂锅，小火煨至酥烂，盛盘。

3.狗肉原汤烧开，放味精、蒜、芝麻油和醋，浇在狗肉上，放香菜即成。

狗肉炖豆腐

帮助消化，改善食欲不振

 +

狗肉 　　　　　豆腐

膳食功效

豆腐富含蛋白质，非常容易被人体消化吸收，豆腐与狗肉搭配食用可帮助消化，改善食欲不振。

材料：

狗肉300克，豆腐1块，小白菜、葱段、辣椒酱、生抽、盐、胡椒粉、植物油各适量。

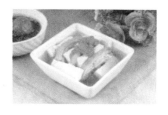

做法：

1.将狗肉煮熟捞出，备用。

2.锅中放油烧热，放葱段爆香。

3.倒入辣椒酱煸炒一下，再倒入适量清水。

4.待水烧沸后放入狗肉，加生抽和胡椒粉，小火炖20分钟。

5.放入小白菜和豆腐，继续炖10分钟，放盐即可。

黑豆焖狗肉

熄风安神，改善失眠头晕

 +

狗肉 　　　　　黑豆

膳食功效

黑豆富含氨基酸和矿物质，有补肾、养血、润肤的作用。狗肉与黑豆同食可温肾壮阳，提高性能力。

材料：

狗肉500克，黑豆30克，熟附子15克，姜块、葱段、花生油、盐、味精、胡椒粉、绍酒、湿生粉、麻油、植物油各适量。

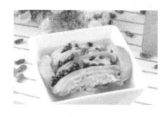

做法：

1.狗肉洗净，切块；黑豆泡透；熟附子洗净。

2.油放入锅内烧热，放姜块、葱段爆锅，倒入狗肉、绍酒，中火炒至汤汁收尽。

3.锅内倒入清水，加黑豆、熟附子，焖至狗肉将熟，加盐、味精、胡椒粉，焖熟。

4.湿生粉勾芡，淋麻油即可。

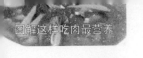

兔肉

rabbit meat

滋阴凉血、益气润肤、解毒去热

兔肉含有丰富的蛋白质，脂肪和胆固醇含量较低，有『荤中之素』的说法。兔肉肉质细嫩，结缔组织和纤维少，容易消化吸收，特别适合老年人食用。祖国中医学认为，兔肉性凉，有滋阴凉血、益气润肤、解毒去热的功效。经常食用兔肉，既能增强体质，使肌肉丰满健壮、抗松弛衰老，又不至于使身体发胖。它还富含大量有健脑益智功效的卵磷脂。高血压患者经常食用，可保护血管壁，防止血栓的形成。

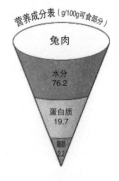

营养成分表（g/100g可食部分）

兔肉

水分 76.2

蛋白质 19.7

脂肪 2.2

数据源于《中国居民膳食指南》

饮食禁忌

经期女性、有明显阳虚症状的女性、脾胃虚寒者及孕妇忌食。

烹饪妙招

兔肉肉质细嫩，肉中筋络少，切肉时需顺着纤维纹路切。若切法不当，烹制后会变成粒块状，且不易熟烂。

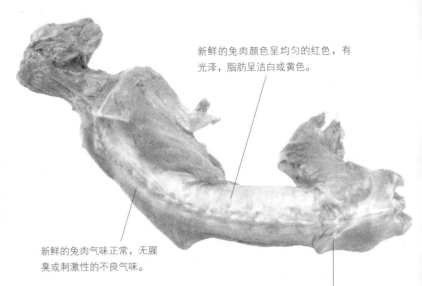

新鲜的兔肉颜色呈均匀的红色，有光泽，脂肪呈洁白或黄色。

新鲜的兔肉气味正常，无腥臭或刺激性的不良气味。

新鲜的兔肉富有弹性，用手指按压表面，凹陷可恢复原有的状态。

中国营养协会推荐
—— 餐桌上的膳食宝塔

老年人适合的营养食材

1.老年人消化能力弱，适合补充富含优质蛋白质的食物，如豆制品。

2.老年人随年龄增加，骨矿物质逐渐流失，易发生骨折和骨质疏松，适合补充含钙和维生素D的食物，如牛奶、豆制品、海带、鱼类等。

3.老年人体内的过氧化物会加快机体衰老，适合食用含维生素C的蔬果，如苦瓜、西红柿、猕猴桃、酸枣、橘子等。

—— 来源于《中国居民膳食指南》

针对症状

血压偏高	▶ 菊花荠菜兔肉汤P1
脑疲劳	▶ 花汇兔丁P149
皮肤松弛	▶ 红枣炖兔肉P149
消渴口干	疲倦乏力

美食

菊花荠菜兔肉汤

稳定血压，预防高血压

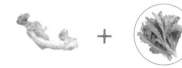

兔肉　＋　荠菜

膳食功效

　　荠菜所含的乙酰胆碱等物质可降低血压，兔肉与之同食可稳定血压，预防高血压。

材料：

兔肉250克，荠菜200克，菊花120克，生姜、盐各适量。

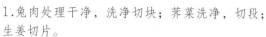

做法：

1.兔肉处理干净，洗净切块；荠菜洗净，切段；生姜切片。
2.将兔肉与生姜片一齐放入锅内，加入适量清水，小火煮约1.5小时，直至兔肉熟烂。
3.向锅内加入荠菜段、菊花，再煮约半小时。
4.去除汤内的菊花和荠菜渣，加盐调味后即可饮汤食肉。

花汇兔丁

健脑益智，缓解脑疲

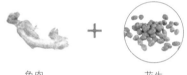

兔肉　＋　花生

膳食功效

　　兔肉和花生富含大脑发育不可缺少的卵磷脂，本道美食具有健脑益智的功效，可缓解脑疲劳。

材料：

兔肉250克，油酥花生仁50克，郫县豆瓣、豆豉、白糖、葱丁、辣椒油、花椒粉、味精、芝麻油、熟芝麻、蒜泥、盐、植物油各适量。

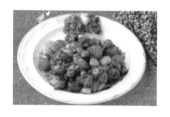

做法：

1.兔肉处理干净，焯熟切丁；将郫县豆瓣和豆豉剁碎。
2.油放入锅内烧至三成热，倒入郫县豆瓣炒香，再放豆豉，一同炒成酱料。
3.兔肉放入大碗中，加所有调味料，搅拌均匀。
4.倒入盘中，撒入油酥花生仁即可。

红枣炖兔肉

美容瘦身，预防肥胖

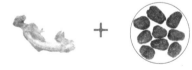

兔肉　＋　红枣

膳食功效

　　红枣富含的铁、维生素C等可紧致肌肤，改善肤色，兔肉与之同食还可美容瘦身，预防肥胖。

材料：

兔肉400克，红枣15颗，熟猪油、姜片、葱段、盐、味精各适量。

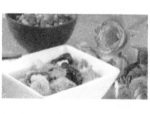

做法：

1.兔肉洗净，剁块，氽烫，洗净；红枣洗净，去核。
2.锅内放熟猪油烧至五成热，放姜片、葱段爆锅，倒兔肉煸炒，再放红枣、盐和适量清水烧沸。
3.将锅中所有材料倒入蒸碗中。
4.锅洗净，倒清水，放蒸碗，小火炖1小时至兔肉熟烂。去除姜片、葱段，加味精调味即可。

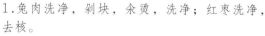

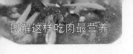

马肉

horseflesh

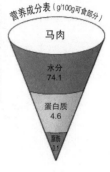

营养成分表（g/100g可食部分）

马肉

水分 74.1

蛋白质 4.6

脂肪 0.1

数据源于《中国居民膳食指南》

恢复肝脏功能，促进血液循环

我国已有五千多年的马肉食用史，马肉曾是游牧民族经常食用的肉食之一。马肉在煮制或煎炒时会产生泡沫，另外在烹饪的过程中会散发出恶臭味，因此很多人并不喜欢食用马肉。但马肉营养丰富，可恢复肝脏功能，防止贫血，促进血液循环，防动脉硬化，增强人体免疫力，预相对鸡肉或牛肉而言，马肉含有更丰富的蛋白质。由于马并不像猪、牛、羊等其他家畜得到大范围的饲养，因此还算不上普遍食肉的肉类。

饮食禁忌

慢性肠炎、疮疡患者忌食。

烹饪妙招

烹饪前马肉需要反复用清水漂洗干净，除尽血水。不宜炒食，适宜煮熟食用。

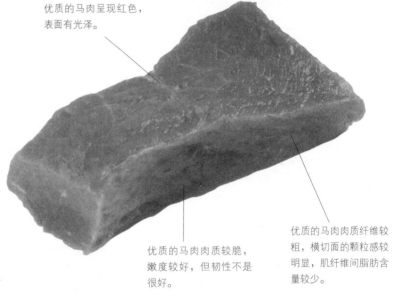

优质的马肉呈现红色，表面有光泽。

优质的马肉肉质较脆，嫩度较好，但韧性不是很好。

优质的马肉肉质纤维较粗，横切面的颗粒感较明显，肌纤维间脂肪含量较少。

马肉米粉

美食

▶ 溶解胆固醇，预防动脉硬化

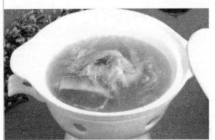

材料：

酱马肉、马骨汤、米粉、葱花、花生油、辣椒酱、蒜末各适量。

做法：

1.将马骨汤烧沸，将绕成小团的米粉放在笊篱内，放进煮沸的马骨汤内焯一焯后拿出。

2.取一碗，里面放进适量的马骨汤，然后将余烫好的米粉放进碗中。

3.将酱马肉切成片，摆进碗中。

4.在米粉表面撒上葱花，淋上花生油，放少许辣椒酱和蒜末即可。

功效：

马肉中的脂肪质量优于其他畜肉，富含的不饱和脂肪酸可溶解胆固醇，阻止其在血管壁上沉积，有效预防动脉硬化。

sora

田鸡肉

田鸡肉质细嫩，味道鲜美，胜似鸡肉，含有丰富的蛋白质、糖类、水分和少量脂肪。田鸡肉含有的钙和磷有助于青少年的生长发育，并能缓解更年期的生长发育，并能缓解更年期骨质疏松；所含的维生素E和锌、硒等微量元素则可延缓衰老，润泽肌肤，抗癌防癌。中医学认为，田鸡肉是大补元气、治脾虚的营养食品，可以治阴虚牙痛、腰痛及久痢，精力不足，适宜于低蛋白血症、肝硬化和神经衰弱者食用。

大补元气，润泽肌肤

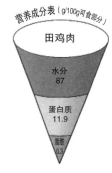

营养成分表（g/100g可食部分）

田鸡肉

水分 87

蛋白质 11.9

脂肪 0.3

数据源于《中国居民膳食指南》

清洗方法

首先用清水洗净，放入开水锅中，加生姜、盐、烧开，捞出洗净即可。

烹饪妙招

田鸡肉内易有寄生虫卵，加热至熟透方可食用。一旦食用田鸡肉出现腹痛、呕吐、流泪等症状时，要抓紧治疗。

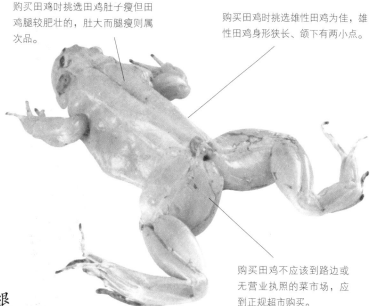

购买田鸡时挑选田鸡肚子瘦但田鸡腿较肥壮的，肚大而腿瘦则属次品。

购买田鸡时挑选雄性田鸡为佳，雄性田鸡身形狭长、颌下有两小点。

购买田鸡不应该到路边或无营业执照的菜市场，应到正规超市购买。

香辣田鸡腿

美食

▶ 味鲜可口，有益健康

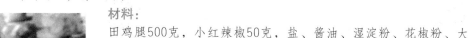

材料：

田鸡腿500克，小红辣椒50克，盐、酱油、湿淀粉、花椒粉、大蒜、植物油各适量。

做法：

1.田鸡腿清洗干净，放入一碗中，加少许盐和酱油拌匀，再用湿淀粉浆裹好。

2.锅中放植物油烧热，放入田鸡腿，将田腿脚炸至焦酥呈金黄色捞出。

3.锅内留底油，下入红椒后加盐炒一下，再放入花椒粉、大蒜、田鸡腿，翻炒均匀，装盘即成。

功效：

田鸡腿是田鸡中肉质较多，且口感较嫩的部位，佐以辣椒，不仅麻辣香酥，味鲜可口，还具有较高的营养价值。本道美食富含维生素E、钙、磷等营养物质，非常适合处于生长发育时期的青少年食用，对于头发、肌肤乃至全身的健康都有一定帮助。

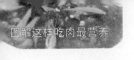

乌鸡肉

taihe chicken

乌鸡富含蛋白质、维生素A、B族维生素、铁、锌、钙等营养成分，营养价值远远高于普通鸡肉，被人们誉为「名贵食疗珍禽」。乌鸡所含的钙可预防骨质疏松和佝偻症；所含的铁可预防缺铁性贫血，适合女性食用；此外，乌鸡的脂肪含量很低，热量少，矿物质含量丰富，是心血管疾病患者、病后或产后调养者的补养佳品。由于含糖量少，也适合肥胖者和糖尿病患者食用。

高营养的『名贵食疗珍禽』

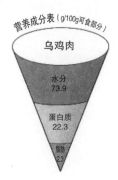

营养成分表（g/100g可食部分）

乌鸡肉

水分 73.9

蛋白质 22.3

脂肪 2.3

数据源于《中国居民膳食指南》

🚶 饮食禁忌

食欲不振、大便溏稀、脾胃湿滞者忌食。

🍂 保存方法

宰杀后应放入冰箱冷冻室保存，及早食用，不可保存太长时间。

购买带羽毛的乌鸡时挑选鸡冠、喙、眼睛和鸡爪乌黑，羽毛洁白的。

购买处理好的乌鸡则选择皮肤、鸡肉、骨头都是乌黑色的。

购买乌鸡时挑选体型较大、黑色较深的，营养含量高于浅色乌鸡。

中国营养协会推荐
—— 餐桌上的膳食宝塔

女性经期应适当食用补血食物

月经对女性身体的影响主要在于失血，如果失血过多还会造成贫血。同时，身体内激素的变化还会引起身体水肿、疲劳困乏、精神不振，甚至头痛。有的人还会有痛经、失眠的烦恼。应注意以下饮食宜忌：

1.经期因失血，应补充鸡蛋、鹌鹑蛋、猪肉、牛肉、乌鸡等有生血养血作用的食物。

2.忌食冷饮、冷食及性寒的食物。

3.不宜食用性凉的蔬果，如梨、冬瓜、苦瓜等。

—— 来源于《中国居民膳食指南》

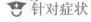 针对症状

疲 劳	▶ 白果莲子乌鸡汤P15
骨质疏松	▶ 人参雪梨乌鸡汤P153
贫 血	▶ 红枣乌鸡汤P153

体质虚弱　　神经衰弱

美食

白果莲子乌鸡汤

清火健胃, 消除疲劳

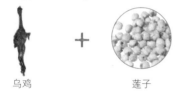

乌鸡　　　　　　莲子

膳食功效

　　本道美食具有促进消化、清心宁神的功效，能消除疲劳、倦怠和紧张情绪。经常食用消脂效果也十分明显。

材料：
乌鸡腿1只、新鲜莲子150克、罐头装白果30克、盐5克。

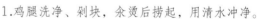

做法：
1.鸡腿洗净、剁块，汆烫后捞起，用清水冲净。
2.盛入煮锅加水至盖过材料，以大火煮开转小火煮20分钟。
3.莲子洗净放入煮锅中续煮15分钟，再加入白果煮开，加盐调味即可。

人参雪梨乌鸡汤

强筋行气, 预防骨质疏松

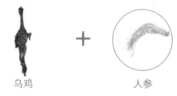

乌鸡　　　　　　人参

膳食功效

　　人参与乌鸡都是大补食品，二者搭配食用可活血补心，强筋行气，预防骨质疏松，适合老年人食用。

材料：
乌鸡300克、人参10克、黑枣5颗、雪梨1个、盐5克、味精5克。

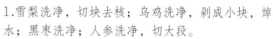

做法：
1.雪梨洗净，切块去核；乌鸡洗净，剁成小块，焯水；黑枣洗净；人参洗净，切大段。
2.锅中加油烧热，投入乌鸡块，爆炒后加适量清水，再加雪梨、黑枣、人参，一起以大火炖30分钟，加盐、味精调味即可。

红枣乌鸡汤

安神补血, 改善贫血

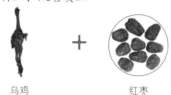

乌鸡　　　　　　红枣

膳食功效

　　红枣具有安神养气的功效，同时富含铁，乌鸡与红枣搭配可安神补血，改善贫血，适合经期女性食用。

材料：
乌鸡半只，红枣20颗，绿茶10克，枸杞5克，香菜20克，盐、香油各适量。

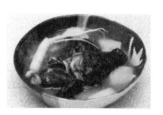

做法：
1.红枣泡软；鸡洗净、剁块；绿茶用布袋装好备用。
2.将剁好的鸡块放入锅中，接着放入茶包、枸杞、红枣，并加水至盖过材料为止。
3.以大火煮沸后转小火慢熬1小时，放盐调味即可熄火，食用前撒上香菜、淋入香油即可。

鸽肉

pigeon

《本草纲目》中记载「鸽羽色众多，唯白色入药」，古语说「一鸽胜九鸡」，中医学更是将鸽肉列为益气补血、补肝壮肾的上品。鸽子营养价值较高，对老年人、体虚病弱者、手术病人、孕妇有极强的调补作用。贫血的人食用鸽肉后有助于恢复健康。鸽肉含有可延缓细胞代谢的特殊物质，可防止细胞衰老，对毛发早脱、少白头等有一定的疗效。鸽肝中含有的胆素，可预防动脉硬化。

益气补血、补肝壮肾

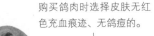

营养成分表（g/100g可食部分）

鸽肉

水分 66.6

蛋白质 16.5

脂肪 14.2

数据源于《中国居民膳食指南》

保存方法

鸽肉易变质，购买后要立即放入冰箱保存。若是无法吃完，则最好煮熟保存。

烹饪妙招

鸽肉适合炖、蒸、烤、炸等多种烹饪方式，但以清蒸或煲汤能最大限度保留其营养。

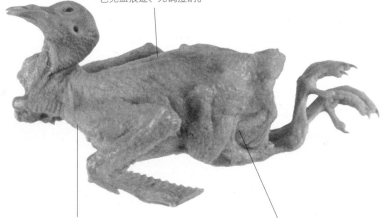

购买鸽肉时选择皮肤无红色充血痕迹、无鸽痘的。

购买鸽肉时选择胸部肉较肥厚，且富有弹性，指压后凹陷部位能立即恢复原位的。

购买鸽肉时选择表皮和肌肉切面有光泽，无异味的。

栗子鸽肉煲

美食

▶ 气血双补，补虚养体

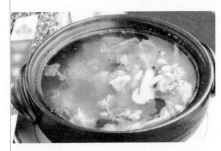

材料：

鸽肉300克，栗子100克，葱、姜、料酒、酱油、白糖、精盐各适量。

做法：

1.鸽子处理干净，切块，加面粉拌匀；葱、姜分别切末。

2.锅中放油烧热，放入鸽肉块煸炒，加入葱姜末煸出香味。

3.向锅中加入料酒、酱油、白糖、精盐、栗子仁和适量清水，大火烧开，转小火，焖至鸽肉熟烂即成。

功效：

栗子能为人体提供足够的热量，保障人体基本营养物质的供应，具有益气健脾、厚补胃肠的功效。栗子与鸽肉搭配不仅可以补血补气，还可补虚养体，适合病后体虚者食用。

蜗牛

snail

清热解毒、消肿
止痛、平喘理气

蜗牛肉质鲜美，是西餐中的著名食材，也是法国人十分钟爱的食物之一。由于其饲养容易、成本低产量高、味道鲜美，近年来越来越受到国内人们喜爱。蜗牛具有高蛋白、低脂肪的特点，且胆固醇含量几乎为零，还含有多种维生素和矿物质，具有消肿止痛、清热解毒、平喘理气的功效，适合治疗疟疾、坏血病、哮喘、尿频等症。

脾胃虚寒、腹泻、胃痛者忌食蜗牛；蜗牛在烹饪时一定要熟透，且不能吃死掉或变质的蜗牛；蜗牛不适合与螃蟹同食。

养生妙方

将蜗牛肉洗净后与盐、胡椒、辣味汁、香料拌匀，腌制一段时间，然后放入洗净的原壳中，用土豆泥封口后烤制。本方具有清热解毒、消肿止痛的功效。

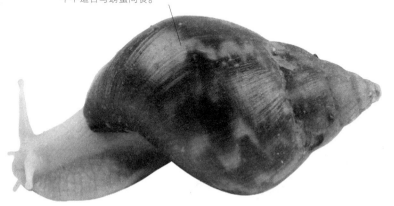

蛇肉

snake meat

强壮神经、延
年益寿

在我国，蛇肉有着悠久的食用历史，特别是广东人，擅长烹饪蛇。蛇肉含有蛋白质、脂肪、钙、镁等营养成分，且胆固醇含量低，具有强健神经、延年益寿的功效。蛇肉含有人体必需的八种氨基酸，尤其富含有增强脑细胞活力的谷氨酸和消除人体疲劳的天门冬氨酸；其含有的钙、镁易于被人体吸收利用，可有效预防心血管疾病和骨质疏松。

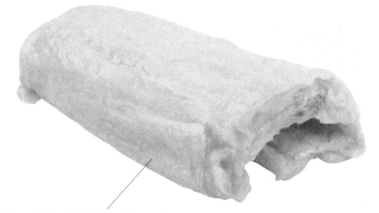

蛇肉一定要加工熟透才能安全食用，也不可生饮蛇血、生吞蛇胆，否则易引起急性胃肠炎和寄生虫病；蛇肉宜用热锅冷油，否则易碎。

养生妙方

蛇肉去皮洗净，切丝，搭配鸡丝、肉丝、笋丝、冬菇烩制成蛇羹。本方味道鲜美、易于消化，适合老人、体弱畏寒者食用。

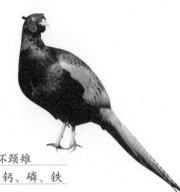

pheasant

雉肉

别名: 野鸡、山鸡、雉鸡、环颈雉

主要营养素: 蛋白质、脂肪、钙、磷、铁

功效: 补中益气，补肝明目

主治: 腹泻、尿频、糖尿病等症

🌿 食疗小妙方

补肝肾
做法：雉肉250克、冬虫夏草5克，二者加水煮食。
主治：肾虚型尿频、气短乏力

补肝明目
做法：雉肉250克、胡萝卜适量，加调料煮食。
主治：夜盲、肝虚所致的眼花

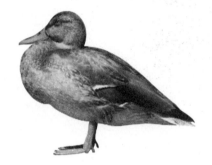

widgeon

野鸭

别名: 绿头鸭、野鹜、山鸭

主要营养素: 蛋白质、脂肪、钙、磷、铁

功效: 消食和胃，利水解毒

主治: 水肿、食欲不振、病后体虚等症

🌿 食疗小妙方

补气+利水消肿
做法：野鸭1只，处理干净，加入大蒜5头，煮至鸭熟烂，不加盐，分次食用。
主治：慢性肾炎水肿

补肾益精+益肺止咳
做法：野鸭1只，处理干净，加入冬虫夏草5克、适量调料，蒸2小时后食用。
主治：神疲乏力、腰膝酸软

---

quail

鹌鹑

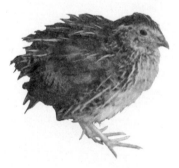

别名: 鹑鸟、宛鹑、奔鹑

主要营养素: 蛋白质、脂肪、矿物质、维生素

功效: 补中益气，清利湿热

主治: 食欲不振、年老体虚等症

🌿 食疗小妙方

补养五脏+补中益气
做法：鹌鹑洗净，加入少量植物油和盐，蒸熟，早晚食用，连食5日。
主治：小儿疳积、体虚

健脾益气+增加食欲
做法：鹌鹑1只，党参10克、山药30克，三者加水煮熟，喝汤吃肉。
主治：消化不良、食欲不振

venison

鹿肉

主要营养素：蛋白质、脂肪、矿物质和糖

功效：补益五脏，调理血脉

主治：体虚瘦弱、四肢发冷、产后无乳等症

🌾 食疗小妙方

温补肾阳
做法：适量鹿肉和核桃仁，加入盐，煮汤食用。
主治：肾阳虚、阳痿、畏寒

调补气血
做法：鹿肉200克，洗净切成块，加入3碗水，加入调料，煮熟食用。
主治：产后无乳

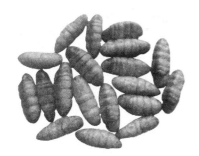

🌾 食疗小妙方

silkworm chrysalis

蚕蛹

益脾补虚
做法：蚕蛹90克，烘焙干燥，研成细末。每次服30g，米汤或温开水送服。
主治：小儿疳积、久患肺痨、肌肉消瘦

除烦止渴
做法：蚕蛹60克，用水和米酒煎汤取汁服。
主治：消渴口干、烦热

主要营养素：蛋白质、不饱和脂肪酸及维生素

功效：益脾补虚，除烦止渴

主治：脾虚气弱、营养不良、消瘦乏力、虚烦发热等症

boar

野猪肉

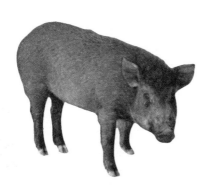

🌾 食疗小妙方

益气补血
做法：野猪肉200克，洗净切块，加入党参15克、当归10克和调料适量，煮熟后去药，喝汤吃肉。
主治：气血两虚

补虚止血
做法：野猪肉适量、槐花15克，加水、调料煮熟，吃肉喝汤。
主治：便血

主要营养素：蛋白质、脂肪、矿物质及维生素

功效：补虚，止血

主治：体虚瘦弱、便血、痔疮出血等症

蛋类&乳制品

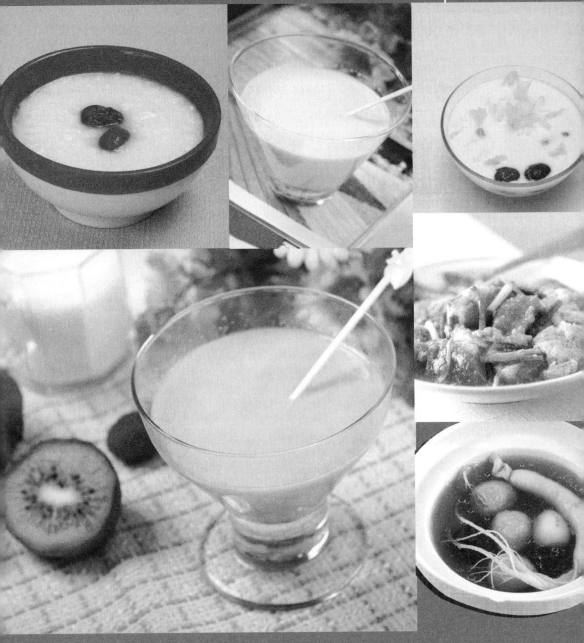

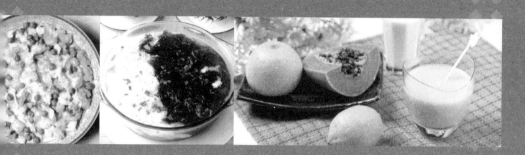

食物中最理想的优质蛋白质

鸡蛋是病人和婴幼儿不可或缺的营养保健食品。

鸭蛋中铁和钙含量丰富，有益骨骼发育，预防贫血。

松花蛋蛋体晶莹，口感香滑不腻，清凉爽口。

咸鸭蛋具有清肺降火的功效，食用可以治疗小儿积食等症。

鹌鹑蛋易入味，除煎、炒、做汤外，也常用来做罐头。

鸽蛋口感细嫩爽滑，营养丰富，易于消化。

鹅蛋营养丰富，具有健脑益智、补中益气的功效。

牛奶是钙质的最佳食物来源，可有效预防佝偻症、骨质疏松。

酸奶能增加肠道益生菌，保持肠道健康，促进排便顺畅。

egg

鸡蛋

自古以来，鸡蛋就是病人和婴幼儿不可或缺的营养保健食品。鸡蛋含有人体必需的氨基酸，蛋白质价值也是所有食品中的最高者。维生素方面，除维生素C外，基本齐备。

鸡蛋所含的维生素A能强健黏膜，保护视力；所含的B族维生素是糖类和脂肪新陈代谢不可缺少的维生素，同时也是身体和脑部的活力来源。此外，鸡蛋还富含可防氧化、促进血液循环的维生素E以及具有抗压作用的维生素B₅。

营养成分表（g/100g可食部分）

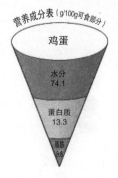

鸡蛋
水分 74.1
蛋白质 13.3
脂肪 8.8

数据源于《中国居民膳食指南》

 饮食禁忌

动脉硬化、高血脂症（尤其是高胆固醇血症）、肝硬化等症患者忌食。

保存方法

让蛋尾的圆滑处朝上放置能长时间保存。冰箱冷藏可保存20天左右，室温可保存3～4天。

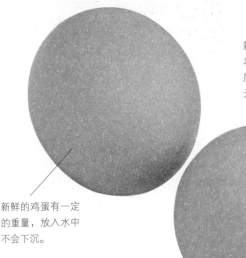

新鲜的鸡蛋蛋壳完整，表面粗糙无光泽，有一层白色粉末，轻轻摇动无声音。

新鲜的鸡蛋有一定的重量，放入水中不会下沉。

对着新鲜的鸡蛋哈一口气，可闻到淡淡的生石灰味道。

中国营养协会推荐
—— 餐桌上的膳食宝塔

正常成人每天可吃一颗鸡蛋

鸡蛋的营养价值较高，蛋黄中含有丰富的维生素和矿物质，并且种类齐全，蛋黄中含有具有降低血胆固醇作用的卵磷脂。但是，蛋黄中胆固醇的含量较高，因此不能多吃，正常成人每天可吃一颗鸡蛋。

鸡蛋中除了维生素C外，基本包括所有的维生素，因此在食用鸡蛋时可适量搭配富含维生素C的食材，例如西红柿、苦瓜、柑橘类水果等，对于肌肤、毛发、指甲的健康有很大帮助。

—— 来源于《中国居民膳食指南》

针对症状

肌肤松弛	▶ 番茄炒蛋P161
记忆减退	▶ 鸡蛋炒虾仁P161
免疫力差	▶ 紫菜蛋花汤P161
感冒	骨质疏松

美食

番茄炒蛋

强健肌肤，让肌肤富有弹性

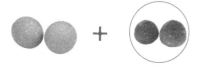

鸡蛋　　　　　　　西红柿

膳食功效

　　西红柿含有丰富的维生素C，与缺乏维生素C的鸡蛋搭配可强健肌肤，让肌肤富有弹性。

材料：
鸡蛋3个、西红柿1个，小葱、鸡精、白砂糖、盐各适量。

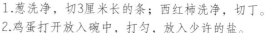

做法：
1.葱洗净，切3厘米长的条；西红柿洗净，切丁。
2.鸡蛋打开放入碗中，打匀，放入少许的盐。
3.锅内放入适量的油，油热时，加葱爆锅，倒入鸡蛋液炒至半熟。
4.加入西红柿丁及两大匙水炒至水分收干，加盐、白砂糖、鸡精，搅拌均匀即可装盘。

鸡蛋炒虾仁

健脑益智，减缓老化

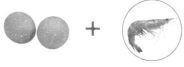

鸡蛋　　　　　　　虾

膳食功效

　　虾和鸡蛋中都富含可以营养大脑的卵磷脂，二者搭配可健脑益智，减缓老化，增强记忆力。

材料：
鸡蛋2个，虾仁300克，豌豆、盐、鸡精、葱花、淀粉、料酒、酱油各适量。

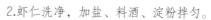

做法：
1.鸡蛋打散与盐一起搅匀。
2.虾仁洗净，加盐、料酒、淀粉拌匀。
3.油锅烧热，放入蛋液，待蛋液凝固时再翻炒，炒至嫩黄时铲出备用。
4.油锅继续加热，放入虾仁、豌豆快速翻炒数下，加入葱花。炒至八成熟时，放入炒好的鸡蛋，翻炒均匀即可。

紫菜蛋花汤

强身健体，增强机体免疫力

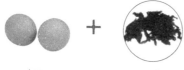

鸡蛋　　　　　　　紫菜

膳食功效

　　紫菜中富含碘、钙、铁等矿物质，有益骨骼和皮肤的健康，与鸡蛋同食可强身健体，增强机体免疫力。

材料：
鸡蛋1个，紫菜2张，虾米、葱花、香油、盐、味精各适量。

做法：
1.将鸡蛋打到碗中，打散；将紫菜洗净撕碎。
2.锅中加水烧热，放入撕碎的紫菜，待紫菜熟后淋入鸡蛋，注意鸡蛋要不停搅动，以免蛋液形成块而不起花。
3.等到蛋花浮起，加盐、味精、葱花、虾米，搅拌均匀，最后淋入香油即可。

鸭蛋

duck egg

大补虚劳，滋阴清肺

鸭蛋是人们经常食用的一种蛋类食品，与鸡蛋营养相当，人们餐桌上常见的咸鸭蛋和松花蛋就是由鸭蛋制作的。

鸭蛋含有蛋白质、脂肪、糖类、叶酸、维生素A、维生素B_2等营养成分。具有大补虚劳、滋阴清肺的功效。鸭蛋含有多种矿物质，特别是铁和钙的含量极为丰富，这些矿物质有益骨骼发育，还可预防贫血；鸭蛋中含有较多的维生素B_2，经常食用，能促进生长，保持头发、指甲、皮肤的健康。

营养成分表（g/100g可食部分）

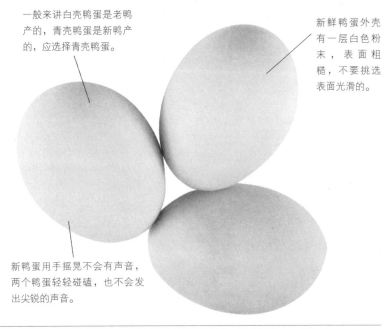

鸭蛋

水分 70.3

脂肪 13

蛋白质 12.5

数据源于《中国居民膳食指南》

一般来讲白壳鸭蛋是老鸭产的，青壳鸭蛋是新鸭产的，应选择青壳鸭蛋。

新鲜鸭蛋外壳有一层白色粉末，表面粗糙，不要挑选表面光滑的。

新鸭蛋用手摇晃不会有声音，两个鸭蛋轻轻碰磕，也不会发出尖锐的声音。

饮食禁忌

鸭蛋的脂肪和胆固醇含量相对较高，中老年人多食久食容易加重和加速心血管系统的硬化和衰老。

烹饪妙招

鸭子体内的病菌能够渗入到正在形成的鸭蛋内。因此鸭蛋在开水中至少煮15分钟才可食用。

咸蛋肥肠

美食

▶ 清肺止咳，缓解燥热咳嗽

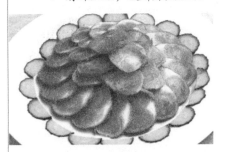

材料：

鸭蛋若干个，猪大肠300克，盐、鸡精、料酒、花椒各适量。

做法：

1.猪大肠洗净，用温水洗去血污，沥干，用盐、鸡精、料酒腌制十几分钟。

2.鸭蛋先用盐腌几天，放沸水中煮熟，剥皮，取出蛋黄。

3.将蛋黄塞入猪大肠，切成片，然后放蒸笼中蒸熟。

4.油锅烧热，放入花椒爆香，捞出花椒，放入蒸好的蛋、肠，稍微煎炸即成。

功效：

本道美食具有清肺止咳的功效，适合治疗肺热咳嗽、咽喉疼痛等症。此外，由于猪大肠具有润肠通便的功效，常食还可改善便秘。

松花蛋

preserved egg

清热去火、
凉肠止泻

松花蛋是用石灰等原料腌制而成的鸭蛋制品，蛋壳易剥不粘连，蛋体晶莹，清凉爽口，深受人们喜爱。皮蛋瘦肉粥、皮蛋豆腐是人们餐桌上经常见到的菜肴。

松花蛋较鲜蛋含有更多的矿物质，但脂肪和总热量较鲜蛋略有下降。蛋黄中的蛋白质在制作过程中分解成氨基酸，因此营养丰富，具有清热去火、凉肠止泻等功效。

养生妙方

皮蛋剥好切丁，豆腐切块。将适量的盐、糖、鸡精、香油、醋、酱油、葱末调匀成调味料。皮蛋放盘中央码好，摆上豆腐，淋调味料即可。本方嫩而爽口，营养丰富。

营养成分表（g/100g可食部分）

松花蛋

水分 68.4

蛋白质 14.2

脂肪

购买松花蛋时选择包料无发霉、蛋壳完整，壳色呈青缸色者；轻轻摇动松花蛋应没有水响声或撞击声；在灯光下看大部分呈黑色或深褐色，小部分呈黄色或浅红色。

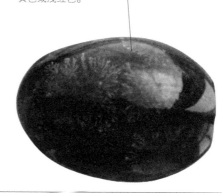

咸鸭蛋

Salted duck egg

口味独特、营养丰富、老少皆宜

咸鸭蛋由新鲜鸭蛋经过腌制而得到，是一种口味独特、营养丰富、老少皆宜的食物。

咸鸭蛋富含蛋白质、人体所需的各种氨基酸、脂肪、钙、磷、钙、铁等营养成分，钙、铁等矿物质的含量尤为丰富，可以促进骨骼发育，还能有效预防缺铁性贫血。

中医认为，咸鸭蛋具有清肺降火的功效，食用可以治疗泻痢、小儿积食等症。

养生妙方

先将食盐溶于开水中，冷却后倒入坛中，将鸭蛋逐个放进盐水中，密封坛口，置于阴凉通风处，25天左右即可开坛取蛋煮食。本方香味浓郁，清肺降火。

营养成分表（g/100g可食部分）

咸鸭蛋

水分 61.3

蛋白质 12.7

脂肪

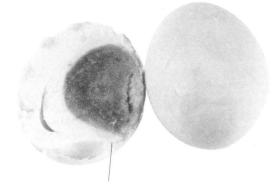

购买咸鸭蛋时选择外壳呈青色、圆润光滑、干净无裂缝者；轻摇蛋体有轻微的颤动感；剥开蛋壳蛋白洁白，蛋黄呈黄色，并有油脂。

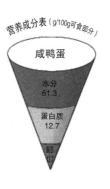

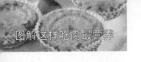

鹌鹑蛋

quail egg

数据源于《中国居民膳食指南》

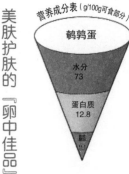

营养成分表（g/100g可食部分）

鹌鹑蛋

水分 73

蛋白质 12.8

脂肪 11.1

美肤护肤的『卵中佳品』

鹌鹑蛋又名鹑鸟蛋、鹌鹑卵，有『动物中的人参』之称，故常被用来作为滋补食疗之品。鹌鹑蛋含有蛋白质、脂肪、维生素B₁、维生素B₂、维生素E、钙、钾、磷等营养成分，有『卵中佳品』之美誉，具有补益气血、强身益脑、润泽肌肤的功效，适合治疗贫血、神经衰弱、营养不良等症，对有贫血、月经不调的女性，其滋补作用尤为显著。

鹌鹑蛋烹饪时更易入味，除煎、炒、做汤外，也常用来做罐头。

饮食禁忌

鹌鹑蛋的胆固醇含量偏高，心脑血管疾病患者及老年人尽量少食。

保存方法

鹌鹑蛋保存时不要清洗，常温下（20℃）能放置4～5天，从冰箱中取出后尽快食用，不可久置或再次冷藏。

鹌鹑蛋外形近似圆形，一般5~10克，外壳呈灰白色，有红褐色和紫褐色的斑纹。

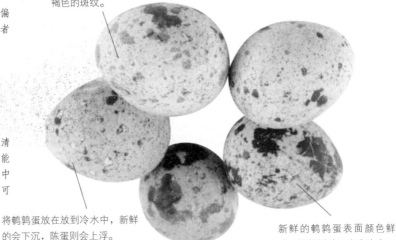

将鹌鹑蛋放在放到冷水中，新鲜的会下沉，陈蛋则会上浮。

新鲜的鹌鹑蛋表面颜色鲜明，轻轻摇动不会有声音，有水声的一般是陈蛋。

人参鹌鹑蛋

（美食）

▶ 滋补养身，补中益气

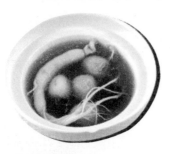

材料：

鹌鹑蛋12个，人参7克，黄精10克，盐、白糖、麻油、味精、高汤、酱油各适量。

做法：

1.将人参煨软、切段后蒸2次，收取滤液，再将黄精煎2遍，取其浓缩液与人参液调匀。

2.鹌鹑蛋煮熟去壳，一半与黄精、盐、味精腌渍15分钟；另一半用麻油炸成金黄色备用。另用小碗把高汤、白糖、酱油、味精调成汁。

3.将鹌鹑蛋和调好的汁一起下锅翻炒，最后连同汤汁一同起锅，再加入腌渍好的另一半鹌鹑蛋即可。

功效：

鹌鹑蛋具有补益气血的功效，搭配人参等中药可滋补养身，补中益气，尤其适合体质虚弱或病后体虚的人食用。

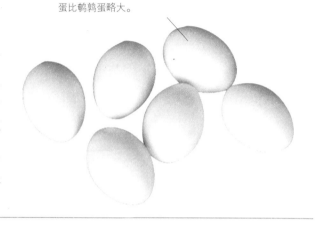

鸽蛋

pigeon egg

女性滋阴之佳品

鸽蛋又称鸽卵，口感细嫩，爽滑，营养丰富，易于消化。鸽蛋含大量优质蛋白及少量脂肪，长期食用可增强皮肤弹性，清热解毒，因此是女性滋阴的佳品。鸽蛋与鸽肉营养成分相当，值得一提的是，它的核黄素含量是鸡蛋的2.5倍之多。鸽蛋中含有多种氨基酸和人体必需的各类维生素，长期食用，可增强免疫力，防病强身。

鸽蛋外形匀称，表面光洁、白里透粉。鸽蛋在阳光下呈透明状，而鹌鹑蛋则完全没有光泽。此外，鸽蛋比鹌鹑蛋略大。

🍲 养生妙方

油锅内加料酒、鸡汤和盐，煮沸，放入泡发燕窝烫1分钟后捞出，24只煮熟去壳的鸽蛋摆在燕窝四周，再将熟的瘦火腿丝放上面，加入汤煮沸即可。本方可补脾益胃，补肾生血。

营养成分表（g/100g可食部分）

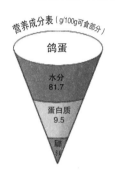

鸽蛋	
水分	81.7
蛋白质	9.5
脂肪	6.4

鹅蛋

goose egg

健脑益智、易于消化

鹅蛋营养丰富，含有蛋白质、脂肪及多种维生素和矿物质，具有健脑益智，补中益气的功效，适合老年人、儿童、体虚者、贫血者食用。鹅蛋中富含人体所必需的各种氨基酸，所富含的蛋白质属于完全蛋白质，易于消化吸收；蛋黄中也富含大量对人体脑部发育有很大好处的卵磷脂。鹅蛋质地较粗糙，草腥味较重，食味不及鸡鸭蛋鲜美。

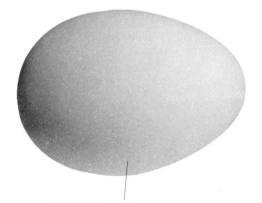

鹅蛋呈椭圆形，个体较鸡蛋和鸭蛋稍大，购买鹅蛋时应选择颜色呈白色，表面较光滑，上下均匀者，外形越接近椭圆越好。

🍲 养生妙方

鲜鹅蛋1个，在顶端钻一小孔，塞入花椒1粒，以湿纸封口，隔水蒸熟食用。每日1个。连服7～10日为1个疗程。本方可降血压。

营养成分表（g/100g可食部分）

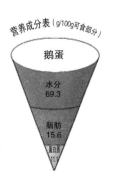

鹅蛋	
水分	69.3
脂肪	15.6
蛋白质	11.1

milk

牛奶

强健骨骼，钙质的最佳食物来源

牛奶中80%以上的成分是水分，不过却含有利用率很高的钙质、由必需氨基酸组成的优质蛋白质、易消化的乳化脂肪、维生素B₂、矿物质磷和少许铁。牛奶最大的特性为100克牛奶中就含有100毫克的钙质。钙是强化骨骼不可缺少的营养素，可有效预防佝偻症、骨质疏松。因此，牛奶是钙质的最佳食物来源。此外，牛奶所含的磷可促进幼儿大脑发育，所含的维生素B₂可提高视力，所含的乳清可消除面部皱纹。

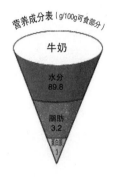

营养成分表（g/100g可食部分）

牛奶

水分 89.8

脂肪 3.2

蛋白质 3

数据源于《中国居民膳食指南》

饮食禁忌

乳糖不耐症患者应首选酸奶、奶酪、低乳糖奶等，不要空腹饮用鲜牛奶，可在餐后1~2小时饮用。

保存方法

在饮用前看好保存日期，开封后的牛奶最好在两天内饮用完毕。

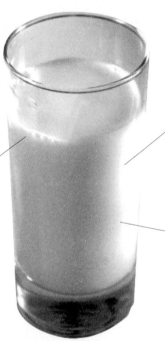

新鲜牛奶闻起来应有乳香味而不应有酸味、腥味、腐臭味等异常气味。

新鲜牛奶色泽洁白或白中微黄，不得呈深黄或其他颜色；奶液均匀，而不应在瓶底出现豆腐脑状沉淀物质。

新鲜牛奶品尝起来是甜、酸滋味融合而成的鲜美滋味，不应有苦味、涩味等异味。

中国营养协会推荐
—— 餐桌上的膳食宝塔

每日饮用300克牛奶，保证钙摄入量

由于饮食习惯、生活环境等因素的限制，我国居民每日对牛奶的摄入量远远小于西方国家。据调查结果显示，我国居民每日的钙摄入量要远远低于膳食参考摄入量。因此建议有条件者可每日摄取300克牛奶或其他相当量的奶制品，这就相当于摄入300毫克钙质，再加上其他食物中的钙质，基本能满足人体对钙的需求。儿童和老年人，更应注意每天喝些牛奶或奶制品。

—— 来源于《中国居民膳食指南》

针对症状

老年痴呆	▶ 牛奶炖花生P167
失 眠	▶ 牛奶红枣粥P167
骨质疏松	▶ 花生酱蛋挞P167
疲 劳	便 秘

美食

牛奶炖花生

健脑益智，改善老年痴呆

牛奶 + 花生

膳食功效

　　花生含有丰富的卵磷脂，可营养大脑，预防记忆力减退。花生和牛奶同食可健脑益智，改善老年痴呆。

材料：

牛奶1500毫升、花生100克、枸杞20克、银耳10克、红枣2颗、冰糖适量。

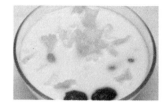

做法：

1.将银耳、枸杞、花生分别洗净。

2.砂锅上火，放入牛奶，加入银耳、枸杞、红枣、花生和冰糖同煮，花生煮烂时即成。

牛奶红枣粥

滋阴补血，促进睡眠

牛奶 + 红枣

膳食功效

　　红枣是补中益气、养血安神的佳品。牛奶与红枣同食可滋阴补血，促进睡眠。

材料：

红枣20颗、白米100克、鲜牛奶150克、砂糖适量。

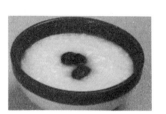

做法：

1.将白米、红枣分别洗净，泡发1小时。

2.起锅入水，将红枣和白米同煮，先用大火煮沸，再改用小火续熬1个小时左右。

3.鲜牛奶另起锅加热，煮沸即离火，再将煮沸的牛奶缓缓倒入之前煮好的红枣白米粥里，加入砂糖拌匀，待煮沸后适当搅拌，即可熄火。

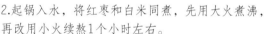

花生酱蛋挞

减缓老化，预防骨质疏松

牛奶 + 鸡蛋

膳食功效

　　鸡蛋富含的B族维生素是身体和脑部的活力来源，富含钙质的牛奶与之同食可减缓老化，预防骨质疏松。

材料：

牛奶1杯半，鸡蛋2个，花生酱1/3杯，白糖、植物油各适量。

做法：

1.将牛奶与花生酱混合，搅拌均匀；将鸡蛋打入碗中，打散搅匀。

2.将适量白糖和打散的鸡蛋液倒入牛奶花生酱中，搅拌均匀。

3.将小蒸杯内层涂一层油，倒入牛奶蛋液花生酱。

4.将小蒸杯放入锅中，蒸20分钟即成。

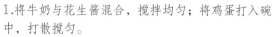
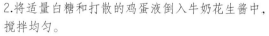

花样乳饮
milk drink

所谓花样乳饮，就是将新鲜蔬果榨成果汁，添加牛奶所得到的营养饮品，近年来越来越受到大众喜爱。牛奶中富含多种营养成分，而唯独缺乏维生素C，新鲜蔬果正弥补了这一缺陷。花样乳饮兼具了牛奶和各式蔬果的营养价值，瘦身养颜、排毒清肠、增强机体免疫力的功效尤为突出。此外，自制花样乳饮不仅可以依个人爱好调味，最大的好处是卫生可靠、新鲜自然、营养不流失，不妨尝试一下吧。

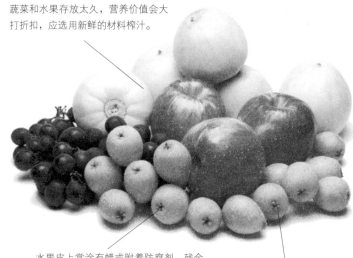

蔬菜和水果存放太久，营养价值会大打折扣，应选用新鲜的材料榨汁。

水果皮上常涂有蜡或附着防腐剂、残余农药，为安全起见应去皮使用。

蔬果在清洗干净后，应该将其表面的水汽彻底去除，这样才能保持蔬果的新鲜度。

👤 饮食禁忌

搅打蔬果时，可先放冰块，不但可减少榨汁过程中产生的气泡，还能防止营养成分发生氧化。

🥄 保存方法

为了保留果汁中的营养素不被氧化，制成的果蔬汁最好在两小时内饮用完。

 中国营养协会推荐
—— 餐桌上的膳食宝塔

膳食纤维——人体不可缺少的营养成分

膳食纤维指食物中不被人体消化吸收的营养成分。虽然不能被消化吸收，但其对人体却有着重要的生理作用，是维持人体健康必不可少的营养成分。膳食纤维可以促进肠胃蠕动，降低血液中总胆固醇的含量，降低饭后血糖，具备预防和改善便秘、高血脂症、糖尿病等症的作用。

膳食纤维在蔬菜、水果和薯类中含量尤为丰富，如芹菜、菠菜、韭菜、菠萝、草莓、红薯和马铃薯等。

—— 来源于《中国居民膳食指南》

✚ 针对症状

皮肤粗糙	高血压
肥胖	糖尿病
便秘	高血脂症
眼睛干涩	体质虚脱

美食

酪梨水蜜桃汁

排除宿便，清体减肥

 ＋

牛奶　　　　　　　水蜜桃

膳食功效

此饮具有润泽肌肤、通便利尿的功效，对排出体内毒素有一定帮助，可排除宿便，清体减肥。

材料：
酪梨100克、水蜜桃150克、柠檬50克，牛奶适量。

做法：
1.将酪梨和水蜜桃洗净，去皮、核。
2.柠檬洗净，切成小片。
3.将酪梨、水蜜桃、柠檬放入榨汁机内榨汁。
4.将果汁倒入搅拌机中，加入牛奶，搅匀即可。

木瓜牛奶蜜汁

解脾和胃，护肝排毒

 ＋

牛奶　　　　　　　木瓜

膳食功效

木瓜所含的齐墩果酸可护肝、抗炎抑菌，牛奶与之同食能解脾和胃、平肝舒筋，有效排出肝脏内的毒素。

材料：
木瓜200克、牛奶200毫升、蜂蜜5毫升。

做法：
1.将木瓜洗净去皮、籽，切成小块。
2.将切成小块的木瓜与牛奶、蜂蜜放入果汁机榨汁，搅匀即可。

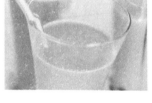

芒果茭白牛奶

利尿止渴，清热排毒

 ＋

牛奶　　　　　　　茭白

膳食功效

茭白的营养价值高，有祛暑、止渴、利尿的功效，此饮具有促进胃肠蠕动，利大小便的功效。

材料：
芒果150克、茭白100克、柠檬30克、鲜奶200毫升、蜂蜜10克。

做法：
1.将芒果洗干净，去掉外皮、去籽，取果肉。
2.茭白洗干净备用。
3.柠檬去掉皮，切成小块。
4.把芒果、茭白、鲜奶、柠檬、蜂蜜放入搅拌机内，打碎搅匀即可。

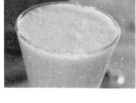

美食

木瓜香蕉牛奶

安神助眠，美体瘦身

 牛奶 **+** 香蕉

膳食功效

　　香蕉有助于改善睡眠，具有镇静的作用，和牛奶榨汁同饮能助消化、解便秘，美白皮肤。

材料：

木瓜300克、香蕉200克、牛奶250克。

做法：

1.将木瓜洗净，去皮、籽，切成小块。

2.香蕉剥皮，切成小块。

3.把木瓜、香蕉、牛奶置搅拌机内搅拌约1分钟即可。

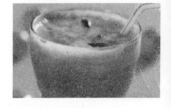

西红柿牛奶蜜

防癌抗老，强健体魄

 牛奶 **+** 西红柿

膳食功效

　　西红柿富含维生素C和番茄红素，具有抗氧化功能，和牛奶榨汁同饮可防癌抗老，强健体魄。

材料：

西红柿200克、牛奶90毫升、蜂蜜30毫升、冰块适量。

做法：

1.西红柿洗净，去蒂后切成块。

2.再将冰块、西红柿及其他材料放入果汁机，高速搅拌40秒即可。

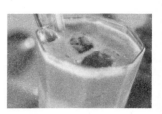

草莓柳橙蜜汁

美白消脂，润肤丰胸

 牛奶 **+** 草莓

膳食功效

　　草莓具有利尿消肿、改善便秘的功效，和牛奶榨汁同饮可美白消脂，润肤丰胸，是纤体佳品之一。

材料：

草莓60克、柳橙60克、鲜奶90毫升、蜂蜜30克、碎冰60克。

做法：

1.草莓洗净，去蒂，切成块。

2.柳橙洗净，对切压汁。

3.把除碎冰外的材料放入果汁机内，高速搅拌30秒。

4.倒出果汁加入碎冰即可。

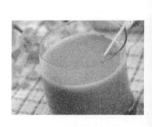

美食

凤柳蛋蜜奶
解暑止渴，利尿消炎

 +

牛奶　　　　　菠萝

膳食功效

　　鲜奶与菠萝、柳橙、柠檬、蛋黄多种营养丰富的食材榨汁同饮可解暑止渴、利尿消炎。

材料：
菠萝100克、柳橙80克、柠檬15克、鲜奶90毫升、蛋黄1个。

做法：
1.菠萝去皮切块，压成汁。
2.柳橙、柠檬洗净，压汁。
3.将菠萝汁、柳橙汁、柠檬汁及其他材料都倒入搅拌杯中，盖紧盖子摇动10~20下后，再倒入杯中即可。

芒果哈密牛奶
舒适双眼，减肥健身

 +

牛奶　　　　　哈密瓜

膳食功效

　　这道饮品富含维生素A和膳食纤维，可以舒缓眼部疲劳、改善视力，还可减肥健身。

材料：
芒果100克、哈密瓜200克、牛奶200克。

做法：
1.将芒果去掉外皮，切成可放入果汁机大小的块，备用。
2.将哈密瓜去掉皮和籽，切碎，备用。
3.将芒果、哈密瓜、牛奶都放入果汁机内搅打成汁即可。

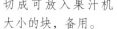
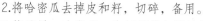

葡萄哈密牛奶
补充体力，促进代谢

 +

牛奶　　　　　葡萄

膳食功效

　　这道饮品中含有丰富的糖类，可以迅速补充体力、促进新陈代谢，对消除疲劳很有效。

材料：
葡萄50克、哈密瓜60克、牛奶200毫升。

做法：
1.将葡萄洗干净，去掉外皮、去籽，备用。
2.将哈密瓜洗干净，去掉外皮，切成小块。
3.将所有材料放入果汁机内搅打成汁即可。

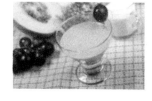

美食

红枣黄豆牛奶

补血养血，润泽肌肤

牛奶

\+

红枣

膳食功效

　　红枣含有人体不可或缺的铁、B族维生素，和牛奶榨汁同饮可补血养血，润泽肌肤。

材料：

红枣15克、鲜奶240毫升、黄豆粉15克、冰糖20克、蚕豆50克。

做法：

1.将红枣用温开水泡软。

2.蚕豆用开水煮过，剥掉外皮，切成小丁。

3.将黄豆粉煮熟备用

4.将所有材料倒入果汁机内搅打2分钟即可。

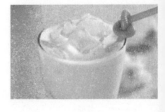

南瓜柳橙牛奶

改善肝功，增强体质

牛奶

\+

南瓜

膳食功效

　　南瓜含有丰富的微量元素、果胶，均可以改善肝功能，和牛奶榨汁同饮可有效提高机体免疫力。

材料：

南瓜100克、柳橙80克、牛奶100克。

做法：

1.将南瓜洗干净，去掉外皮，入锅中蒸熟。

2.柳橙去掉外皮，切成大小适合的块。

3.最后将南瓜、柳橙、牛奶倒入果汁机内搅匀、打碎即可。

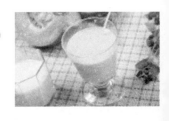

猕猴桃桑葚奶

补充营养，缓解衰老

牛奶

\+

猕猴桃

膳食功效

　　猕猴桃富含维生素C，和牛奶榨汁同饮可润泽肌肤、延缓衰老，但桑葚性寒，脾胃虚寒者不宜多食。

材料：

桑葚80克、猕猴桃50克、牛奶150毫升。

做法：

1.将桑葚用盐水浸泡、清洗干净。

2.猕猴桃洗干净，去掉外皮，切成大小适合的块。

3.将桑葚、猕猴桃一起放入果汁机内，加入牛奶，搅拌均匀即可。

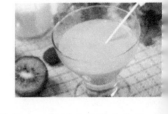

美食

芝麻香蕉牛奶

润肤解毒,润肠通便

 +

牛奶   芝麻

膳食功效

芝麻含有抗老化的维生素E,可以使皮肤、指甲更健康,和牛奶榨汁同饮可润肤解毒,润肠通便。

做法:

芝麻酱20克、香蕉100克、鲜奶240毫升。

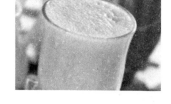

1.将香蕉去掉外皮,切成小段,放入果汁机内。

2.再倒入芝麻酱及鲜奶,一起搅拌2分钟即可。

苹果牛奶

嫩肤美白,改善贫血

 +

牛奶   苹果

膳食功效

此饮能嫩肤美白、改善贫血、消除疲劳。若用无核、较干的葡萄干搅拌,效果更佳。

材料:

苹果150克、鲜奶200毫升、葡萄干30克。

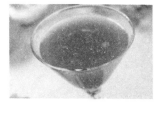

做法:

1.将苹果洗净,去皮、去核,切小块,放入果汁机里。

2.再将葡萄干、鲜奶一起放入,搅匀即可。

杨桃牛奶香蕉蜜

美白肌肤,消除皱纹

 +

牛奶   杨桃

膳食功效

此饮能美白肌肤,消除皱纹,改善干性或油性肌肤。榨汁前,应用软毛刷先将杨桃刷洗干净。

材料:

杨桃80克、牛奶200毫升、香蕉100克、柠檬30克、冰糖10克。

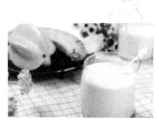

做法:

1.将杨桃洗净,切块;香蕉去皮;柠檬切片。

2.将杨桃、香蕉、柠檬、牛奶放入果汁机中,搅打均匀。

3.最后在果汁中加入少许冰糖调味即可。

酸奶

yoghourt

酸奶是由牛奶与乳酸杆菌、保加利亚菌等乳酸菌发酵而成，所含有的钙质和蛋白质在人体内的吸收率比牛奶更高。

酸奶能增加肠道益生菌，抑制恶性菌的繁殖，利用这一功效，可将肠内多余的物质排出体外，让肠道保持在健康状态。因此，常喝酸奶可促进排便顺畅，从而延缓衰老，保持肌肤年轻。

此外，酸奶中的维生素A能强健黏膜，预防癌症；所含的维生素B₂能强健肌肤、毛发和指甲；所含的钙能强健骨骼和牙齿。

营养成分表（g/100g可食部分）

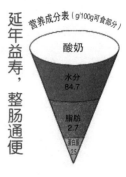

酸奶

水分 84.7

脂肪 2.7

蛋白质 2.5

数据源于《中国居民膳食指南》

饮食禁忌

胃肠道疾病术后患者、牛奶过敏者禁食酸奶。

保存方法

购买时认真检查酸奶的生产日期和保质期，放入冰箱冷藏室保存，并在保质期内饮用完。

选购酸奶时尽量选择产品质量较好、知名度较高和生产规模较大的企业生产的酸奶。

选购酸奶时认真看清标签，注意区分酸奶和酸牛奶饮料，酸牛奶饮料营养价值较低。

新鲜的酸奶应具有酸牛奶特有的乳香味和酸味，无酒精发酵的味道、霉味等不良气味。

中国营养协会推荐
—— 餐桌上的膳食宝塔

自己动手做果味酸奶更健康

超市里琳琅满目的果味酸奶是很多女性的首选，但其实想要喝到健康而又营养的酸奶，自己动手做才最安全。市售的果味酸奶多是将果料、果酱、果浆等经过多道工艺加工而成，维生素、膳食纤维损失较多，含糖量也较高，而其中的添加剂更是对人体有害无益。

自制果味酸奶便可以避免以上问题，准备榨汁机、新鲜水果、酸奶就可以制作出一杯健康而又安全的果味酸奶了。

—— 来源于《中国居民膳食指南》

针对症状

皮肤粗糙	精神恍惚
肥胖	动脉硬化
便秘	疲劳
毛发干枯	免疫力差

美食

养颜酸奶芦荟汤

滋润皮肤，消除皱纹

 +

酸奶　　　　　　芦荟

膳食功效

芦荟历来属于美容养颜的佳品，和酸奶同食可美白祛斑，保持肌肤水润有光泽，消除皱纹。

材料：
酸奶3000克、芦荟100克、芒果一个、盐少量。

做法：
1.将芦荟去叶，洗净，切成小粒，在盐水中浸泡一会。
2.将泡好的芦荟在沸水里焯熟，捞出冲凉。
3.将芒果切成丁。
4.将芦荟、芒果放在碗内，混上酸奶，搅拌均匀即可。

山药苹果优酪乳

消脂丰胸，延缓衰老

 +

酸奶　　　　　　山药

膳食功效

山药具有滋养壮身等作用，脂肪含量低，即使多吃也不会发胖，和酸奶同食可消脂丰胸，延缓衰老。

材料：
新鲜山药200克、苹果200克、酸奶150毫升、冰糖15克。

做法：
1.将山药洗干净，削皮，切成小块。
2.苹果洗干净，去皮，切成小块。
3.将准备好的材料放入果汁机内，倒入酸奶、冰糖搅打均匀即可。

胡萝卜优酪乳

预防便秘，清空宿便

 +

酸奶　　　　　　胡萝卜

膳食功效

胡萝卜有润肠通便、养颜补血的功效，和酸奶同食可促进肠道蠕动，预防便秘，清空宿便。

材料：
胡萝卜200克、酸奶120克、柠檬30克、冰糖10克。

做法：
1.将胡萝卜洗干净，去掉外皮，切成大小合适的块。
2.柠檬切成小片。
3.将所有的材料倒入果汁机内搅拌2分钟即可。

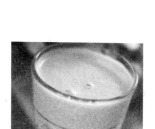

美食

火龙果降压果汁

清热凉血，补体解毒

酸奶   火龙果

膳食功效

火龙果可以清热凉血、降低血压和胆固醇，和酸奶同食可通便利尿，还可预防动脉硬化。

材料：

火龙果200克、柠檬30克、酸奶200毫升。

做法：

1.火龙果去皮，切成小块备用。

2.柠檬洗净，连皮切成小块。

3.将所有材料倒入果汁机内打成果汁即可。

红豆优酪乳

健胃生津，祛湿益气

酸奶   红豆

膳食功效

红豆能促进心脏活化，还可补血、增强免疫力、舒缓痛经，和酸奶同食可健胃生津，祛湿益气。

材料：

红豆20克、香蕉10克、蜂蜜10克、酸奶200毫升。

做法：

1.将红豆洗净，入锅中煮熟、煮软备用。

2.香蕉去皮，切成小段。

3.再将所有材料放入果汁机内搅打成汁即可。

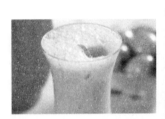

木瓜柳橙优酪乳

祛除死皮，光彩焕发

酸奶   柳橙

膳食功效

柳橙富含维生素C，与酸奶同食可促进皮肤新陈代谢，使皮肤保持光滑细腻，防止斑点生成。

材料：

木瓜100克、柳橙50克、柠檬30克、酸奶120毫升。

做法：

1.将木瓜去皮、去籽，切小块。

2.柳橙切块，榨汁。

3.柠檬切块，榨汁。

4.将木瓜、柳橙汁、柠檬汁、酸奶放入果汁机里打匀即可。

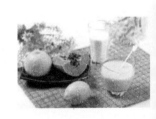

奶油

cream

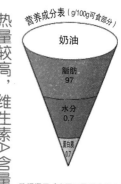

营养成分表（g/100g可食部分）

奶油

脂肪 97

水分 0.7

蛋白质 0.7

数据源于《中国居民膳食指南》

热量较高，维生素A含量丰富

奶油以全脂鲜奶为原料，也叫做稀奶油，是从全脂奶中分离得到的。分离的过程中，因脂肪的比重不同，质量轻的脂肪球浮在上层而成为奶油。

鲜奶油的脂肪含量是牛奶的20～25倍，热量较高，且蛋白质、乳糖和钙、磷等矿物质含量也较牛奶低很多，但维生素A和维生素D的含量很高，适合维生素A缺乏者食用。

鲜奶油的用途广泛，可以制作冰激凌、装饰蛋糕、烹饪浓汤，以及冲泡咖啡和茶等等。

饮食禁忌

肥胖者和孕妇尽量少食；高血压、冠心病、糖尿病、动脉硬化等症患者忌食。

保存方法

将奶油用纸仔细包好，放入密封盒中，放在冰箱中以2℃～4℃冷藏，可保存6个月。

优质的奶油呈淡黄色，表面光滑，具有特殊的芳香。

优质的奶油放入口中即可融化，无颗粒感和粗糙感。

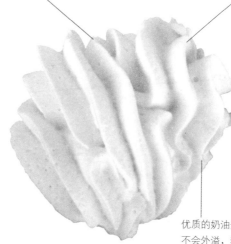

优质的奶油开封包装后仍可保持原形，不会外溢，若出现外溢、偏斜、凹陷等现象则为劣质奶油。

果味山药泥

美食

▶ 预防肥胖，促进消化

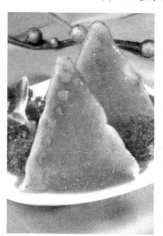

材料：

山药300克，鲜奶油、果酱各适量。

做法：

1.将山药洗净，去皮，切成三角形的块状。

2.将山药放入蒸锅内蒸20分钟左右。

3.将山药取出，放入大碗中，用勺子按压，使之成为质地均匀的山药泥。

4.将山药泥平铺进盘子中，在表面涂抹适量的奶油和果酱即可。

功效：

山药中含有一种物质叫做黏蛋白，黏蛋白不仅可以促进蛋白质的消化吸收，具有补脾益胃的功效，同时还可减少皮下脂肪的沉积，非常适合肥胖者食用。奶油和山药搭配食用可以有效避免脂肪在体内沉积，预防肥胖，同时还可促进消化。

奶酪

cheese

奶酪是经牛奶浓缩发酵形成的一种乳制品。由于都是经牛奶发酵而来，奶酪性质与酸牛奶相近，都含具有整肠功效的乳酸菌。奶酪不仅浓缩了牛奶所富含的蛋白质、脂肪、维生素、钙和磷等人体所需的营养素，而且经由独特的发酵工艺，其营养的吸收率可高达96%～98%。

奶酪中的脂肪和热量都相对较多，但其胆固醇含量较低，有利于心脑血管健康。吃含有奶酪的食物能大大增加牙齿表层钙的含量，可抑制龋齿。

浓缩牛奶全部的营养

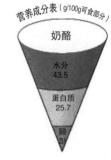

营养成分表（g/100g可食部分）

奶酪
水分 43.5
蛋白质 25.7
脂肪 23.5

数据源于《中国居民膳食指南》

选购奶酪时查看配料表，原料是牛奶的则是天然奶酪，原料是干酪、奶酪、乳酪类的则是再制奶酪。

选购奶酪时检查包装是否完好，撕开内包装，不应出现奶酪粘连在塑料薄膜上的现象。

饮食禁忌

奶酪不宜多食，容易造成肠胃负担。

保存方法

将奶酪用原包装纸或锡箔纸、蜡纸包好，或放入塑料盒，然后放入冰箱中以5℃～10℃冷藏。

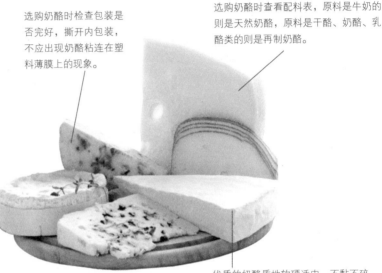

优质的奶酪质地软硬适中，不黏不碎，没有怪味。

香酥面包

美食

▶味美香甜，提高免疫力

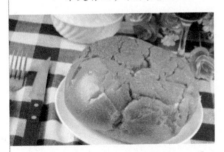

材料：
高筋面粉400克，鸡蛋8个，黄油200克，奶油100克，奶酪100克，白糖、奶粉、酵母、果酱、瓜子仁、盐各适量。

做法：
1.将面粉、白糖、鸡蛋、奶粉、酵母、盐、奶油、奶酪混合均匀，揉成团，盖上保鲜膜发酵半小时。
2.黄油放入面团揉均匀，再盖上保鲜膜发酵45分钟。
3.面团搓成长条，摘剂，擀成长条，包果酱、瓜子仁，再将面团制成喜欢的形状。
4.生坯放入盘中醒40分钟。烤箱调至180℃，预热20分钟；在生坯上刷层蛋黄，烤20分钟。

功效：
本道美食富含丰富的B族维生素和钙质，具有提高机体免疫力、增强活力、保护眼睛、保健皮肤等多种功效。

羊奶

goat's milk

羊奶素有『奶中之王』的美誉，营养价值极高。早产、体弱、易患病的幼儿，因自身抗病能力弱，可通过进食羊奶的方法提高身体素质。羊奶具有上皮细胞生长因子，其对皮肤细胞有修复作用，可防止面部色斑的形成。羊奶的脂肪球体积小，易吸收，不会在体内形成脂肪堆积，爱美的女性在摄入充足营养的同时不用担心会发胖。

🍲 养生妙方

把马蹄洗净，切碎，绞取汁液待用。羊奶放入奶锅内烧沸，加入白糖和马蹄汁液即成。每日2次，每次饮200毫升。本方可解热毒，利湿热。

营养成分表（g/100g可食部分）

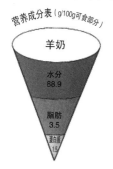

羊奶

水分 88.9

脂肪 3.5

蛋白质 1.5

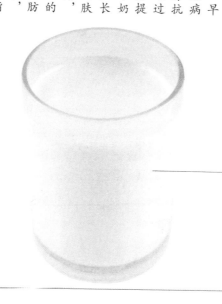

中医认为羊奶味甘，性微温，具有益胃润燥、滋养补虚的功效，适宜过敏症、胃肠疾病、支气管炎症患者饮用。

马奶

mare's milk

马奶富含蛋白质、磷、钙、糖类、钾、维生素A、维生素C、尼克酸、肌醇及矿物质等多种成分。这些营养成分参与人体代谢，对调节人体生理功能，提高机体免疫力及防治疾病有较显著的作用。此外，喝马奶还可预防高胆固醇血症、动脉硬化。酸马奶对高血压、肺结核、冠心病、肠炎、慢性胃炎等疾病有非常明显的预防和治疗作用。

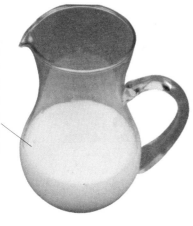

中医认为马奶味甘性凉，具有补虚强身、润燥美肤等功效，适合体质虚弱、气血失衡、营养不良者以及病后产后调养之人食用。

🍲 养生妙方

初夏时节将新鲜马奶灌进马皮缝制的囊中，不停摇动，然后放入酒酵母，置于温暖处让其发酵，待到喷散酒香并呈半透明状液体时即可饮用，本方有驱寒、舒筋、活血、健胃之功效。

营养成分表（g/100g可食部分）

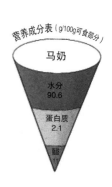

马奶

水分 90.6

蛋白质 2.1

脂肪 1.1

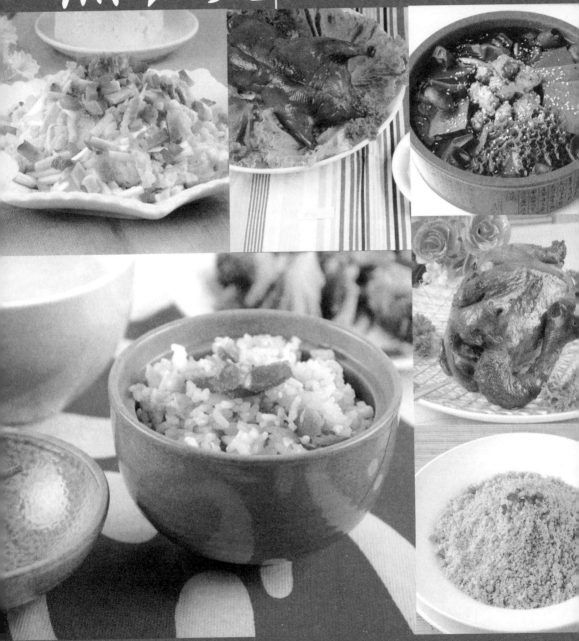

熟食类

cooked food

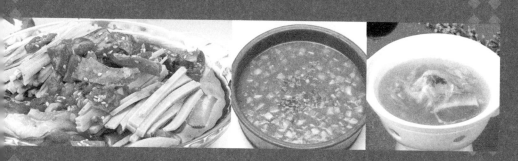

风味独特，营养丰富，刺激食欲

腊肉防腐能力强，香味持久，是人们冬季非常喜欢的食物。

香肠肉质肥瘦相间，风味独特，香味诱人。

香肠肉质细腻、口感鲜嫩、食用方便、携带简单、保质期长。

午餐肉常用做三明治、热面、火锅食材，食用简单。

肉松营养丰富、容易消化、味香可口，适合儿童和老人食用。

培根常采取煎和烤的方式制作成三明治、浓汤、烧烤等美食。

叉烧肉具有强身健体、滋阴润燥、补肾养血的功效。

酱牛肉鲜味浓厚，口感丰厚，常被切成片状当作下酒菜来食用。

烤鸭不仅吃后唇齿留香，还有较高的营养价值。

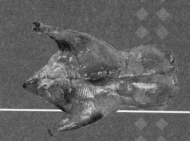

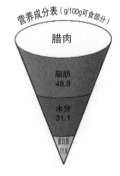

腊肉

preserved ham

风味独特，不宜多食

腊肉是指肉类经过腌制、烘烤等工艺制作而成的肉制品。由于制作过程添加了各种香料，腊肉的风味独特。腊肉防腐能力强，能存放较长时间而保持肉质不变，且香味持久，因此是人们冬天时非常喜欢的食物。腊肉含有脂肪、蛋白质、糖类、磷、钾、钠等营养成分，具有开胃祛寒的功效，非常适合寒性体质者食用。

腊肉中脂肪和胆固醇的含量很高，由于经过腌制，含盐量也很高，不适宜过多食用。

营养成分表 (g/100g可食部分)

腊肉

脂肪 48.8

水分 31.1

蛋白质 11.8

数据源于《中国居民膳食指南》

优质腊肉呈鲜红色或暗红色，脂肪呈乳白色；劣质腊肉则颜色灰暗，脂肪明显呈黄色。

优质腊肉色泽鲜明；变质腊肉无光，表面有霉点、霉斑，揩抹后仍有霉迹。

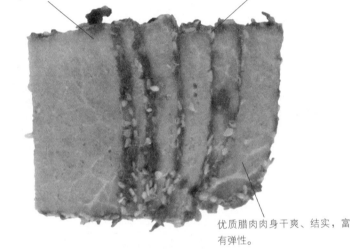

优质腊肉肉身干爽、结实，富有弹性。

饮食禁忌

腊肉脂肪含量丰富，胆固醇含量也颇高，高血脂症、心脏病、高血压等心脑血管疾病患者忌食。

保存方法

将腊肉清洗干净，用保鲜膜包好，放入冰箱冷藏可长久保存。

腊肉粉丝汤

美食

▶ 开胃驱寒，改善手脚冰冷

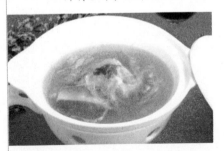

材料：

腊肉50克，粉丝50克，葱段、姜片、高汤、盐、味精、植物油各适量。

做法：

1.腊肉切片备用；粉丝浸水至软，沥干。

2.将植物油倒入锅中，烧至六成热，倒入葱段和姜片爆锅，然后放入腊肉煸炒，待腊肉炒香后倒入高汤和粉丝。

3.粉丝熟软后放入盐和味精调味，烧沸后盛入汤碗即可食用。

功效：

本道美食具有开胃驱寒的功效，非常适合寒冷的冬天食用，可以很快暖和身体，改善手脚冰冷的症状。腊肉是四川地道的美食之一，喜欢吃辣的读者可在汤中加上少许的辣椒油，不仅口感麻辣辛香，还能增加其驱寒的功效。

sausage

香肠

开胃助食，促进食欲

香肠是将鲜肉绞成肉馅后制成的一种圆柱形肉制品，在我国主要分为甜味的广味香肠和辣味的川味香肠。由于香肠经多种香料腌制，且肉质肥瘦相间，因此风味独特，香味诱人，具有开胃助食、促进食欲的功效，是人们餐桌上常见的食物。香肠既可以直接作为熟食食用，也可以作为食材与其他食物搭配烹饪。

由于香肠经过腌制这道工艺，因此香肠的含盐量很高，不适宜多食。

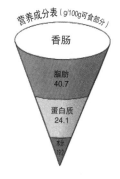

营养成分表（g/100g可食部分）

香肠

脂肪 40.7

蛋白质 24.1

数据源于《中国居民膳食指南》

优质的香肠肉色鲜明；黄色的是变质，过白的是加入过多白硝，太红是亚硝酸钠过多。

优质的香肠味香可口，变质香肠则有酸味或臭味。

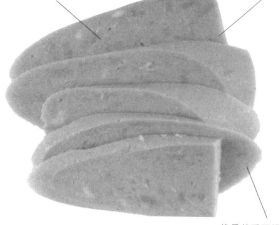

饮食禁忌

儿童、孕妇、老年人以及高血压、动脉硬化、高血脂症患者应少食或不食。

保存方法

将香肠用塑料袋装好放入冰箱冷藏或冷冻，但香肠不宜久存，霉变香肠易引发食物中毒。

优质的香肠摸起来干爽、不发黏。

罗宋汤

美食

▶ 营养丰富，滋补开胃

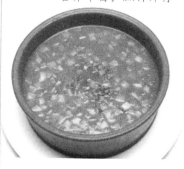

材料：

香肠1根，胡萝卜、土豆、西红柿各2个，洋葱、牛肉、番茄酱、胡椒粉、奶油、淀粉、植物油各适量。

做法：

1.香肠、西红柿、洋葱、胡萝卜、土豆分别切块。

2.牛肉切碎，放入开水中焖煮2小时。

3.油锅烧热，放入奶油烧热，加入土豆焗炒至熟，放香肠炒香，再放西红柿、洋葱、胡萝卜、番茄酱炒熟，铲出放入牛肉汤里，小火熬半小时。

4.淀粉放热油锅中炒至颜色微黄，加入汤里搅匀，牛肉汤继续加热20分钟，撒上胡椒粉即可。

功效：

本道美食富含蛋白质、维生素C、维生素A、钙、磷等多种营养成分，营养丰富，滋补开胃，味道也酸甜可口，美味诱人。

火腿肠

ham sausage

易于吸收，饱腹感强

火腿肠是指以畜禽肉为主要原料，辅以淀粉等填充剂，添加盐、香辛料等调味品，并加入卡拉胶和维生素C等物质，以及防腐剂等品质改良剂，经过多道工艺制作而成的肉制品。由于火腿肠肉质细腻、口感鲜嫩、食用简单、携带方便、保质期长等特点，深受人们的喜爱。

火腿肠含有蛋白质、脂肪、糖类及各种矿物质和维生素等，易于吸收，饱腹感强，既可直接食用，也可和其他食材搭配烹饪多种佳肴。

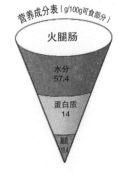

营养成分表（g/100g可食部分）

火腿肠

水分 57.4

蛋白质 14

脂肪 10.4

数据源于《中国居民膳食指南》

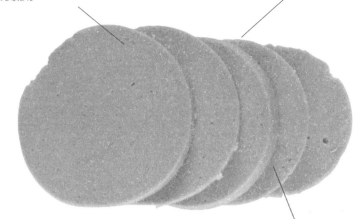

购买火腿肠时应挑选正规厂家生产的产品，包装标识完整，无破损。

优质火腿肠呈粉色，组织致密而结实，切面平整，无组织松软甚至黏糊。

优质火腿肠具有火腿肠特有的香味，无腐败气味或酸味。

饮食禁忌

孕妇、儿童、老年人及体质虚弱者尽量少食。火腿肠含一定量对人体有害的防腐剂和添加剂，不适合长期食用。

保存方法

火腿肠应放入冰箱冷藏，并在保质期内尽快食用完毕。

东北大拉皮

美食

▶ 嫩滑爽口，促进食欲

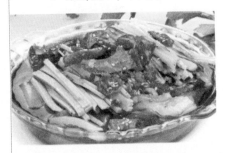

材料：
拉皮400克，火腿肠、黄瓜、红辣椒各适量，盐、鸡精、醋、芝麻、蒜各适量。

做法：
1.黄瓜、火腿肠洗净切丝；辣椒去籽去蒂并洗净切块；拉皮煮熟后放入清水中过凉；蒜洗净捣成泥。
2.油锅烧热，放入辣椒爆香，铲出辣椒备用。
3.将泡好的拉皮放入盘中，加入辣椒油、蒜泥、醋、盐、鸡精拌匀，放入辣椒、黄瓜、火腿肠，撒上芝麻即可。

功效：
本道美食是东北著名的小吃。香滑可口的拉皮，搭配香味独特的火腿肠、减肥消脂的黄瓜、促进食欲的红辣椒一同食用，色香味俱全，营养丰富。

午餐肉

luncheon meat

午餐肉是指以猪肉或牛肉、鸡肉为主要原料，加入淀粉，添加防腐剂、香辛料等物质加工而制成的一种罐装压缩肉制品。午餐肉肉质细腻，风味清香，口感鲜嫩，常被切成片状，用做三明治、热面、火锅食材来食用，食用简单、方便携带。

午餐肉含有蛋白质、脂肪、糖类、烟酸、维生素 B_1、维生素 B_2、钾、钙、钠等营养成分。午餐肉在制作过程中添加了少量防腐剂，过多食用对身体无益，应适量食用。

肉质细腻，风味清香

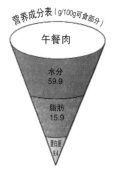

营养成分表 (g/100g可食部分)

午餐肉

水分	59.9
脂肪	15.9
蛋白质	9.4

数据源于《中国居民膳食指南》

饮食禁忌

儿童、老人、孕妇、高血压患者、肥胖者不宜多食。

保存方法

放入冰箱冷藏即可，但午餐肉罐头开封后尽量一次吃完。

优质午餐肉呈粉红色，颜色不会过于发白，也不会过于发红。

优质午餐肉切面平整，吃起来口感细腻，无颗粒感和粗糙感。

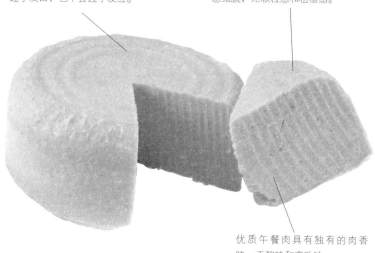

优质午餐肉具有独有的肉香味，无酸味和腐败味。

红油三味

美食

▶ 麻辣鲜香，暖体驱寒

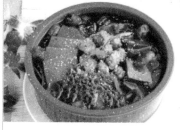

材料：

鸭血500克，鳝鱼片、午餐肉、百叶各150克，脆皮花生、干辣椒、花椒、盐、麻椒、味精、火锅底料、食用油、熟芝麻各适量。

做法：

1.将鸭血切成块，入沸水氽烫后捞出；午餐肉切片；干辣椒切段；百叶切片。

2.火锅底料用水化开，放入锅内烧沸熬味；下入盐、味精，放入鸭血、鳝鱼片、午餐肉、百叶共煮，断生后即可断火，盛入小盆中。

3.将适量油倒入锅中，烧至六成热，放入干辣椒炸至呈棕红色，下花椒、麻椒爆香，淋在盆内，撒上熟芝麻和脆皮花生即可。

功效：

本道美食不仅味道麻辣辛香，还具有暖体驱寒、补血养肝、清热解毒等多重功效，非常适合寒性体质者食用。

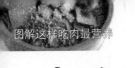

肉松

crushed dried pork

肉松是指以猪瘦肉或鱼肉、鸡肉等肉类为主要原料，经过烧煮、去油、收汤浓缩、干燥脱水等工艺步骤制成的一种絮状肉制品，经常被用来当做面包、凉菜、馅料的搭配食材。

肉松含有蛋白质、脂肪、糖类、烟酸、维生素E、磷、钾、钙等营养成分，具有营养丰富、容易消化、味香可口、携带方便、易于贮藏等特点，尤其适合儿童和老人食用。在我国主要以福建肉松、太仓肉松、涪陵肉松最为有名。

容易消化，适合儿童和老人食用

营养成分表（g/100g可食部分）

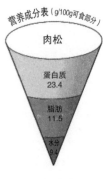

肉松
蛋白质 23.4
脂肪 11.5
水分 9.4

数据源于《中国居民膳食指南》

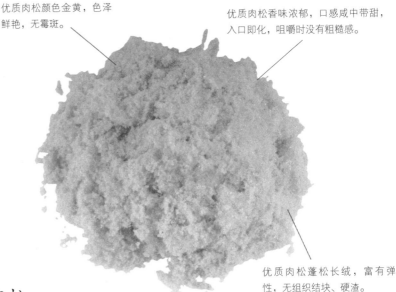

优质肉松颜色金黄，色泽鲜艳，无霉斑。

优质肉松香味浓郁，口感咸中带甜，入口即化，咀嚼时没有粗糙感。

优质肉松蓬松长绒，富有弹性，无组织结块、硬渣。

👤 烹饪妙招

制作肉松时最好选择猪后腿肉，且一定要是纯瘦的，肥肉和筋膜要去除干净。

🌿 保存方法

肉松的吸水性很强，短期保存时装进防潮纸或塑料袋内密封，长期保存时可用玻璃瓶和铁罐密封。

美味猪肉松

（美食）

▶ 促进消化，强身健体

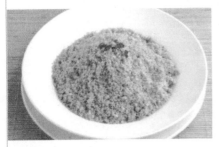

材料：
猪瘦肉1000克，青椒、红椒各1个，生抽、糖、茴香、八角、姜片、料酒各适量。

做法：
1.青椒、红椒切丁；猪肉切小块，入沸水焯一下。
2.另烧开半锅水，将猪肉倒入锅中，同时放入生抽、糖、茴香、八角、姜片、料酒炖煮至肉块熟烂。
3.将肉块捞出，放入纱布中挤去水分。
4.将炒锅烧热，不放油，直接将肉倒入锅中，一边炒，一边用锅铲压，直至肉完全松散，接着转小火，至肉成末状，撒上点青椒丁、红椒丁，盛出冷却即可。

功效：
本道美食以猪瘦肉为原料，因此富含蛋白质、维生素B$_2$、铁等营养成分，具有促进消化、强身健体的功效，对贫血、肌肉疲劳、畏寒等症都有改善效果。

培根

bacomn

风味独特，入口即化

培根，又称烟肉，是指以猪胸肉或猪其他部位的肉为主要原料，经过熏制等工艺过程加工而成的一种肉制品。培根常常被切成薄片，主要采取煎和烤两种烹饪方式制作成三明治、浓汤、烧烤等美食。由于风味独特，入口即化，受到很多人喜爱。

培根含有蛋白质、脂肪、糖类、烟酸、维生素E、钾、磷等营养成分，但同时由于腌制而含有较多的盐和亚硝酸盐防腐剂，应避免长期过多食用。

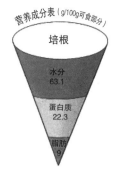

营养成分表（g/100g可食部分）

培根

水分 63.1

蛋白质 22.3

脂肪 9

数据源于《中国居民膳食指南》

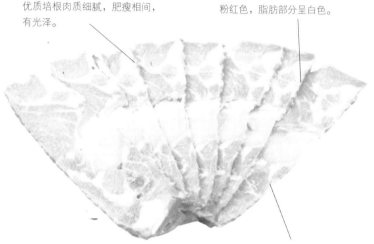

优质培根肉质细腻，肥瘦相间，有光泽。

优质培根瘦肉部分呈健康猪肉的粉红色，脂肪部分呈白色。

优质培根干爽不粘手，有肉香味，无酸味和腐败味。

烹饪妙招

培根本身含有一定量的油脂，因此煎培根时可以不放油，培根内的油会溢出来。

保存方法

将买回来的培根拆开包装，2～3片包进保鲜膜中，放入冰箱冷冻保存，方便每次食用。

培根蛋炒饭

美食

▶ 防癌抗癌，改善体质

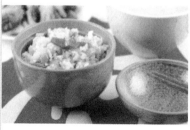

材料：
米饭1碗，培根2片，鸡蛋2个，葱花、盐、生抽、植物油各适量。

做法：
1.鸡蛋打散，炒熟，倒入米饭炒出香味，盛出备用。
2.培根放入锅中小火煎至两面金黄，切成小片备用。
3.在锅中放入适量植物油，将葱花爆香，放入切好的培根，再倒入米饭翻炒均匀。
4.加入少许盐和生抽，翻炒均匀即可。

功效：
本道美食含有蛋白质、维生素、叶酸、膳食纤维等营养成分，可以增强机体免疫力，在防癌抗癌方面更是有独特的功效。

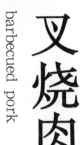

叉烧肉

barbecued pork

强身健体、补肾养血

叉烧肉是指将经过腌制的猪里脊肉插在特制的叉子上放入炉内烤制而成的一种肉制品，是广东地区的特色美食。

叉烧肉既可直接切开食用，也可作为食材制作美食，由叉烧肉烹饪而成的叉烧饭、叉烧包等都是广受欢迎的美食。

叉烧肉富含蛋白质、不饱和脂肪酸、铁以及可以促进铁吸收的半胱氨酸，具有强身健体、滋阴润燥、补肾养血的功效，可以改善贫血等症。但由于胆固醇含量较高，不宜多食。

营养成分表（g/100g可食部分）

叉烧肉

水分 49.2

蛋白质 23.8

脂肪 16.9

数据源于《中国居民膳食指南》

👤 饮食禁忌

老年人、孕妇、肥胖者及高脂血症患者尽量少食。

🌿 烹饪妙招

家里自制叉烧肉时最好选择肥瘦相间的猪肉，这样制作的叉烧肉柔嫩多汁，浓香诱人。

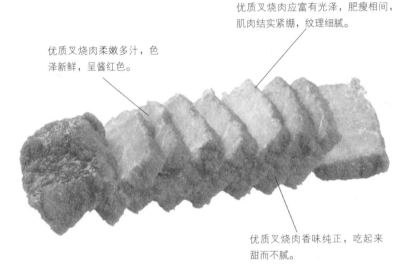

优质叉烧肉应富有光泽，肥瘦相间，肌肉结实紧绷，纹理细腻。

优质叉烧肉柔嫩多汁，色泽新鲜，呈酱红色。

优质叉烧肉香味纯正，吃起来甜而不腻。

叉烧炒蛋

美食

▶ 调理贫血，改善营养不良

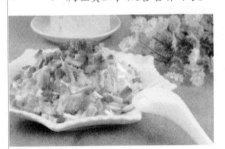

材料：
叉烧肉120克，鸡蛋300克，韭黄40克，味精、盐、胡椒粉、植物油各适量。

做法：
1.叉烧肉切成薄而小的片；韭黄择洗干净，切小段。
2.鸡蛋打入碗内，加入味精、盐、胡椒粉，打散，搅拌均匀。
3.向鸡蛋液中加入叉烧肉和韭黄，搅拌均匀。
4.炒锅置火上，倒入植物油烧热，再倒入装有叉烧肉和韭黄的鸡蛋液，翻炒，炒熟即可。

功效：
鸡蛋富含易被人体吸收利用的蛋白质和必需氨基酸，与风味独特、强身补血的叉烧肉搭配可调理贫血，改善营养不良。

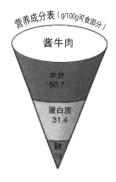

酱牛肉

sauced beef

补中益气、强健筋骨

酱牛肉是指以牛肉为主要原料，经过多种调味料腌制而制成的一种肉制品，是源于内蒙古呼和浩特的著名特色名菜。酱牛肉保留了牛肉补中益气、强健筋骨、滋养脾胃等多重功效，能提高机体抗病能力，适合筋骨酸软、面黄目眩、气短体虚以及贫血者食用。

酱牛肉鲜味浓厚，口感丰厚，经常被切成片状当做下酒菜来食用。冬天食用酱牛肉还有暖胃驱寒的功效，是冬季进补的佳品之一。

营养成分表（g/100g可食部分）

酱牛肉

水分 50.7

蛋白质 31.4

脂肪 11.9

数据源于《中国居民膳食指南》

饮食禁忌

老年人、儿童、消化能力弱者以及高脂血症患者尽量少食。

烹饪妙招

制作酱牛肉最好选择牛腰窝或牛前腱，不要焯肉，以免肉质变紧，不易入味。

优质酱牛肉色泽酱红，油润光亮，肌肉中的少量牛筋色黄而透明。

优质酱牛肉肉质紧实，切片时保持完整不会松散，切面呈豆沙色。

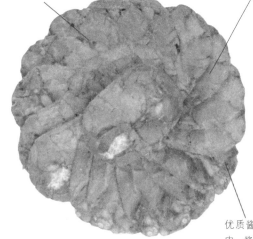

优质酱牛肉吃起来咸淡适中，酱香浓郁，酥嫩爽口，不硬不柴。

家常酱牛肉

美食

▶ 鲜香味美，暖胃驱寒

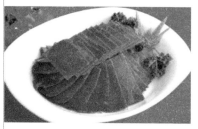

材料：

牛肉500克，盐、香油、八角、桂皮、姜、葱、酱油、料酒、白糖、尖椒各适量。

做法：

1.牛肉洗净，放入热水中烫一下，捞出沥干，切块。

2.水锅烧热，放入酱油、白糖、料酒、尖椒、八角、桂皮、葱、牛肉等，大火烧开，改小火煮1个小时左右，直至能用筷子穿透牛肉。

3.捞出晾凉，切片，淋上香油即可食用。

功效：

本道美食不仅鲜香味美，营养也非常丰富，含有蛋白质、脂肪、B族维生素、铁、锌等营养成分，可提高机体的抗病能力，增强人体免疫力，冬季食用还可暖胃驱寒，改善手脚冰凉等症状，适合体寒者食用。

烤鸭

roast duck

唇齿留香，老少皆宜

烤鸭是指以整鸭为原料，添加各种辛香料烤制而成的美食，不仅吃后唇齿留香，还有较高的营养价值。

烤鸭在清代曾是宫廷御菜，如今已走入千家万户，成为老少皆宜的宴席美食。烤鸭的食用方法多种多样，最常见的就是将刚烤熟的烤鸭切成薄片，皮肉俱全，然后蘸甜面酱加葱白、黄瓜，包入春饼食用。甜面酱和葱白黄瓜特有的香味可消减烤鸭的油腻感，使烤鸭吃起来味道醇厚、肉质细嫩、美味酥脆、肥而不腻。

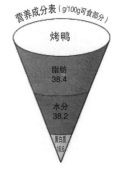

营养成分表（g/100g可食部分）

烤鸭

脂肪 38.4

水分 38.2

蛋白质 16.6

数据源于《中国居民膳食指南》

饮食禁忌

肥胖者以及动脉硬化、慢性肠炎患者应尽量少食。

保存方法

烤鸭不适合保存，放置时间长会影响其风味和口感，建议一次吃完。

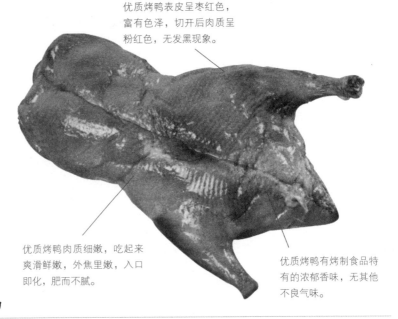

优质烤鸭表皮呈枣红色，富有色泽，切开后肉质呈粉红色，无发黑现象。

优质烤鸭肉质细嫩，吃起来爽滑鲜嫩，外焦里嫩，入口即化，肥而不腻。

优质烤鸭有烤制食品特有的浓郁香味，无其他不良气味。

家常烤鸭

美食

▶ 软化血管，降压降脂

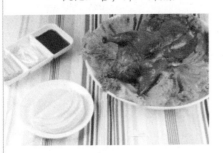

材料：

鸭1只，麦芽糖水、盐、酱油、料酒、桂皮、八角、花椒粉、姜片各适量。

做法：

1.将适量盐、酱油、料酒、桂皮、八角、花椒粉、姜片混合均匀，倒入保鲜袋中。

2.将处理干净的鸭子放入保鲜袋，与调味料混合均匀，放入冰箱腌一晚。

3.取出鸭子自然风干。用刷子将麦芽糖水涂在整个鸭身，注意涂抹均匀。

4.烤箱预热到160℃，将鸭子放在铺有锡纸的烤盘中，放入烤箱中下层烤制1小时，30分钟时取出再刷一次糖水。1小时后将温度调至200℃，再烤制15分钟即可。

功效：

烤鸭富含的不饱和脂肪酸可以软化血管，预防心脑血管疾病；所含的B族维生素能抗衰老；富含的烟酸对心肌梗死等心脏病患者有保护作用。

烧鸡

carbonado

烧鸡是指将整鸡涂上饴糖油炸，然后用香料制成的卤水煮制而成的一种肉制品。烧鸡含有蛋白质、不饱和脂肪酸、维生素A、B族维生素、烟酸等营养成分。烧鸡易于消化，可防止老化，消除疲劳。由于烧鸡肉鲜味美、肥而不腻，还有促进食欲的作用。

烧鸡香味浓郁，美味可口，是汉族的特色风味佳肴，在我国以山东德州烧鸡、河南道口烧鸡、安徽符离集烧鸡及江苏古沛郭家烧鸡最为著名，是老少皆宜的健康食品。

防止老化，消除疲劳

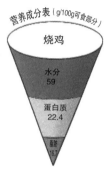

营养成分表（g/100g可食部分）

烧鸡

水分 59

蛋白质 22.4

脂肪 16.7

数据源于《中国居民膳食指南》

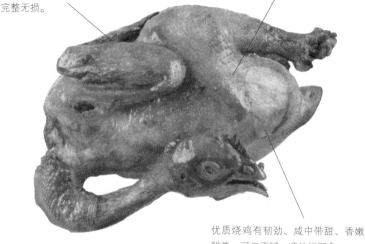

优质烧鸡外表浅红带微黄，油亮有光泽，里面的鸡肉呈粉白色，皮肉完整无损。

优质烧鸡骨肉容易分离，肉质细腻，鸡骨无发黑变色现象。

优质烧鸡有韧劲、咸中带甜、香嫩鲜美、可口不腻，凉热皆可食。

保存方法

将烧鸡用保鲜袋装好，最好密封，放入冰箱冷藏，在两天内吃完，以免失去风味。

烹饪妙招

在炸鸡时油温适宜保持在七成热左右，油温高会导致鸡变黑，油温低鸡不变色。

家常烧鸡

美食

▶ 刺激食欲，补中益气

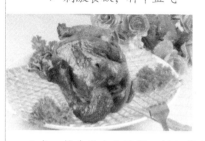

材料：

鸡1只，鸡蛋2个，盐、鸡精、淀粉、料酒、酱油、葱、姜、花椒、八角、桂皮、香蕉、植物油各适量。

做法：

1.鸡宰杀并清理干净，放入水锅煮至九成熟，剔除鸡骨并保持鸡身原形，放入深碗中。

2.在碗中加入盐、鸡精、料酒、酱油、葱、姜、花椒、八角、桂皮及少许清汤，放入蒸笼大火蒸20分钟，取出，除去葱段、姜片，沥去汤汁。

3.将鸡蛋、淀粉及清水搅成糊状倒入盘中，放入鸡，再用剩下的蛋糊均匀地涂抹其身。

4.油锅烧热，放入鸡煎炸至呈金黄色，晾凉切条装盘，撒上香菜即可食用。

功效：

本道美食软香鲜嫩，色味俱佳，是家庭聚会的最佳菜肴，既可促进食欲，又能补中益气，强壮身体。

蔬果篇——肉类的最佳搭档

蔬果名称	主要营养素	主要功效	适用病症	美食索引
白菜	膳食纤维、维生素C、钙、钾	解渴利尿通利肠胃	便秘、疲劳、高血压、感冒、癌症	猪肉炖粉条 ➡P34 水煮白菜肥肠 ➡P49 白菜煲牛肺 ➡P74
菠菜	维生素A、维生素C、钙、铁	补血润肠滋阴平肝	动脉硬化、便秘、贫血、感冒、癌症、疲劳	肉丝炒菠菜 ➡P37 猪血菠菜汤 ➡P47 拌牛舌 ➡P69
白萝卜	维生素A、维生素C、维生素E、钙	化痰清热下气宽中	胃溃疡、动脉硬化、水肿、宿醉、癌症、便秘	白果大肠煲 ➡P49 清炖萝卜牛肉 ➡P64 萝卜干炒鸡胗 ➡P115 鹅肉炖萝卜 ➡P138
冬瓜	膳食纤维、维生素A、维生素B₁、硒	利水消炎除烦止渴	高血压、糖尿病、高血脂症、肥胖、皮肤粗糙	川味羊排 ➡P91 冬瓜薏米鸭 ➡P125 鹅肉冬瓜汤 ➡P138
黄瓜	维生素E、维生素B₁、钾	消肿解毒清热利尿	水肿、中暑、失眠、食欲不振	泡椒凤爪 ➡P117 东北大拉皮 ➡P184
金针菇	膳食纤维、维生素B₁、维生素B₂、维生素D	补肝益肠益智防癌	湿疹、疲劳、记忆力减退、癌症	酸辣肥牛 ➡P65 羊肉金针菇蒸饺 ➡P86

美食索引	主要营养素	主要功效	适用病症	蔬果名称
苦瓜炒猪肝 ➹P45	维生素C、叶酸、钾、磷	解毒明目补气益精	糖尿病、坏血病、动脉硬化、癌症	苦瓜
双枣莲藕炖排骨 ➹P39	膳食纤维、维生素C、铁、钾	散淤解渴改善肠胃	便秘、动脉硬化、感冒、高血压、疲劳	莲藕
南瓜蒸肉 ➹P34 南瓜牛肉汤 ➹P64 南瓜柳橙牛奶 ➹P172	膳食纤维、维生素A、维生素C、维生素E	补中益气降糖止渴	糖尿病、冰冷症、高血压、动脉硬化、感冒	南瓜
青红椒炒牛肉 ➹P63 黑胡椒牛排 ➹P66 青椒鸡翅 ➹P107 凉拌鸭丝 ➹P126	维生素C、维生素P、维生素K、钾	温中散寒开胃消食	动脉硬化、高血压、便秘、感冒、疲劳	青椒
本耳炒腰花 ➹P43 无花果木耳猪肠汤 ➹P49 木耳炒鸡肝 ➹P113 川味鸭血 ➹P133	膳食纤维、维生素K、铁、钾	温肺止血补气清肠	动脉硬化、冠心病、贫血、肠癌	黑木耳
核桃炒腰花 ➹P43 枸杞核桃炖羊肉 ➹P86 核桃鸡肝鸭片 ➹P113	膳食纤维、维生素E、维生素B$_1$、钙	润肠通便延迟衰老	贫血、便秘、整肠、美肤、稳定精神、延缓衰老	核桃

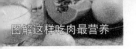

蔬果名称	主要营养素	主要功效	适用病症	美食索引
莲子	维生素B₁、钙、钾、镁	养心安神益肾涩精	癌症、失眠、神经衰弱、遗精	莲子百合煲肉 ➡P37 猪肚炖莲子 ➡P41 白果莲子乌鸡汤 ➡P153
海带	膳食纤维、维生素A、碘、钙、铁	降糖降脂延缓衰老	缺碘性甲状腺肿、高血压、高血脂症、癌症	海带烧肉 ➡P34
紫菜	膳食纤维、钙、铁、镁、钾、碘	清热利水补肾养心	缺碘性甲状腺肿、贫血、水肿、癌症、免疫力差	紫菜蛋花汤 ➡P161
山药	维生素B₁、维生素C、钾	健脾清肠补肺益肾	便秘、糖尿病、疲劳、高血压	山药羊肉汤 ➡P85 山药炖鹅肉 ➡P138 山药苹果优酪乳 ➡P175 果味山药泥 ➡P177
枸杞	膳食纤维、维生素A、维生素C、维生素E、钾	滋补肝肾益精明目	视力疲劳、皮肤粗糙、脂肪肝、糖尿病	枸杞核桃炖羊肉 ➡P86
土豆	膳食纤维、维生素C、钾、镁	和胃健中解毒消肿	癌症、高血压、便秘、感冒、疲劳	咖喱鸡 ➡P105 鸡胗炖土豆 ➡P115 粉丝鸡爪 ➡P117 鹅肉土豆汤 ➡P137

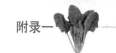

美食索引	主要营养素	主要功效	适用病症	蔬果名称
养心鸭子 ⮕P126	膳食纤维、维生素A、维生素E、钾	健脑养血 平肝利尿	记忆力减退、脑动脉阻塞、高血压、肠道癌	黄花菜
板栗排骨汤 ⮕P39 板栗烧凤翅 ⮕P108 栗子鸽肉煲 ⮕P154	膳食纤维、维生素B$_1$、维生素B$_2$、维生素C	滋阴补肾 消除疲劳	高血压、骨质疏松、疲劳	栗子
红烧浮皮 ⮕P56 鸡翅香菇面 ⮕P108	膳食纤维、维生素D、维生素B$_1$、维生素B$_2$	补肝益肾 益智安神	动脉硬化、高血压、肝硬化、糖尿病、肺结核、便秘	香菇
玉米排骨汤 ⮕P39	蛋白质、镁、锌、铁、钾	益肺宁心 健脾开胃	水肿、黄疸、胆囊炎、胆结石、高血压、糖尿病	玉米
西兰花炒鸡胗 ⮕P115	维生素C、维生素A、维生素E	防癌抗癌 强身健体	癌症、免疫力差、肥胖、感冒	西兰花
银板小炒羊肉 ⮕P86 椒盐羊排 ⮕P91 飘香鸡火锅 ⮕P105 凉拌鸭肠 ⮕P129 香辣田鸡腿 ⮕P151	维生素C、膳食纤维、维生素E、维生素P	温中散寒 开胃消食	食欲不振、坏血病、动脉粥样硬化、疲劳	辣椒

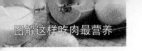

蔬果名称	主要营养素	主要功效	适用病症	美食索引
葱	维生素C、维生素A、钙、铁	发汗解表解毒散凝	感冒、食欲不振、冰冷症、疲劳、眼睛疲劳	葱爆牛肉 ➡P64 麻辣鹅膀丝 ➡P139
无花果	膳食纤维、维生素C、钙、钾	健胃整肠解毒消肿	便秘、喉咙疼痛、痔疮、黄疸、宿醉	无花果木耳猪肠汤 ➡P49 无花果煎鸡肝 ➡P113
芹菜	膳食纤维、钙、磷、钾、铁	平肝凉血利水消肿	高血压、头晕、黄疸、水肿、血管硬化、神经衰弱、头痛脑胀	猪肝炒芹菜 ➡P45 驴肉蒸饺 ➡P145
黄豆	维生素B$_1$、钙、铁、膳食纤维	解热润肺宽中下气	动脉硬化、高血压、高血脂症、脂肪肝、皮肤衰老	咖喱黄豆炖猪蹄 ➡P55
洋葱	维生素B$_1$、钾	理气和胃发散风寒	动脉硬化、高血压、食欲不振、疲劳、失眠	洋葱羊肉面 ➡P88 黑胡椒牛排 ➡P66
胡萝卜	维生素A、胡萝卜素、维生素B$_1$、钾、膳食纤维	益肝明目利膈宽肠	癌症、动脉硬化、感冒、贫血、冰冷症、眼睛疲劳	蔬菜羊肚汤 ➡P89 羊肝萝卜粥 ➡P95 胡萝卜优酪乳 ➡P175

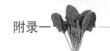

美食索引	主要营养素	主要功效	适用病症	蔬果名称
西红柿炖牛腩 ➡P67 番茄炒蛋 ➡P161 西红柿牛奶蜜 ➡P170	维生素C、钾、维生素E	健胃消食 凉血平肝	高血压、动脉硬化、宿醉、便秘	西红柿
法式煎鹅肝 ➡P140 木瓜柳橙优酪乳 ➡P176	膳食纤维、维生素C、维生素P、钾	生津止渴 开胃下气	动脉硬化、高血压、便溏、腹泻、咳嗽、高血脂症	橙子
苹果牛奶 ➡P173	糖类、膳食纤维、维生素C、钾	生津润肺 除烦解暑	动脉硬化、高血压、心脏病、便秘、宿醉	苹果
里脊蛋枣汤 ➡P36 红枣当归鸡腿 ➡P109 红枣炖兔肉 ➡P149 红枣乌鸡汤 ➡P153 牛奶红枣粥 ➡P167	糖类、膳食纤维、维生素C、铁、钙、钾	养胃止咳 益气生津	心血管病、胆结石、贫血、高血压、癌症	红枣
草莓柳橙蜜汁 ➡P170	膳食纤维、维生素C、维生素E、钾	润肺生津 利尿止渴	癌症、动脉硬化、高血压、感冒、皮肤粗糙、焦虑	草莓
木瓜牛奶蜜汁 ➡P169 木瓜香蕉牛奶 ➡P170	维生素A、维生素C、钙	健脾消食 清热祛风	肾炎、便秘、消化不良、乳汁不足	木瓜

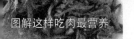

10种常见病症的肉类食疗方案

疲劳

容易疲劳的人，属于虚弱体质、肠胃功能不佳、偏食的人。高血压或糖尿病也会出现倦怠症状，此时就要先找出原因。若只是单纯的肌体疲劳，可能是脂肪燃烧的废物或乳酸在体内而引起的，维生素 B_1 可分解这类乳酸；压力引起的精神疲劳则以具有抗压作用的维生素 C 较有效。

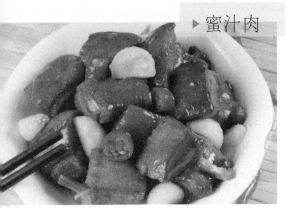

▶ 蜜汁肉

「材料」：

五花肉600克，大蒜6瓣，植物油2匙，酱油、料酒、白糖各适量。

「做法」：

1.五花肉切块，沸水余烫后清洗；

2.锅中倒植物油烧热，放五花肉，小火翻炒，沥除油，放入大蒜翻炒。

3.锅中加酱油、料酒、白糖和500毫升清水，大火煮沸，改小火煮半小时以上，汤汁收干即可。

「材料」：

牛里脊750克，葱白120克，芝麻、姜末、蒜末、盐、料酒、酱油、辣椒面、油、味精、米醋、芝麻油各适量。

「做法」：

1.牛肉切长条，葱白切成滚刀片。

2.牛肉放碗中，加芝麻、蒜末、姜末、酱油、辣椒面、料酒、味精搅拌均匀，腌20分钟。

3.锅中放油，烧至八成热时，放牛肉片、葱白炒熟，放蒜末、米醋、盐、味精炒匀，淋芝麻油，即可装盘。

▶ 葱爆牛肉

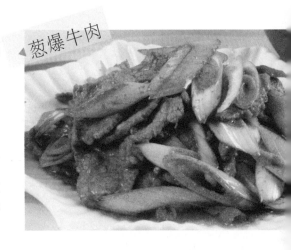

▶ 孜然羊肉

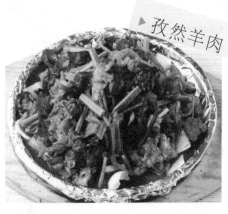

「材料」：

羊腿肉500克，辣椒粉、孜然粉、姜粉、盐、花雕、淀粉、植物油各适量。

「做法」：

1.羊肉切成肉片，用盐、花雕、淀粉抓匀，腌制15分钟。

2.开火，锅中倒油，烧至五成热，把腌制好的羊肉放入锅中翻炒，待肉片变色即可盛出。

3.将锅加热，倒入适量的油，把辣椒粉、孜然粉、姜粉加进去，小火煸炒出香味。

4.把羊肉倒进去快速翻炒几下，待锅里调料把羊肉裹匀即可装盘。

贫血

据调查，约有 1/3 的女性都患有缺铁性贫血。一旦罹患贫血，脸色就会不佳，容易疲倦，稍微运动就会发生心悸、气喘等症状。富含铁的动物肝脏和富含维生素 B_1 的猪肉可改善此症。

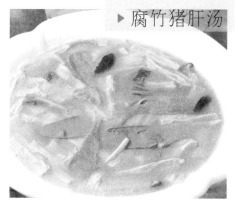

▶ 腐竹猪肝汤

「材料」：

猪肝100克，腐竹100克，香菇50克，盐、味精、麻油、胡椒粉、醋、姜丝、蒜苗各适量。

「做法」：

1.猪肝洗净，切薄片；腐竹、香菇放水中浸泡。
2.将盐、味精、醋调成调味汁，将猪肝放入腌一会。
3.将腐竹切段，汤锅内加姜丝烧开，放入猪肝、腐竹、香菇。
4.煮熟后，加盐、胡椒粉调味，撒上蒜苗调色，淋上麻油即可。

里脊蛋枣汤

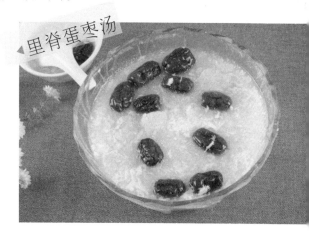

「材料」：

猪里脊60克，大枣30克，鸡蛋50克，姜、盐各适量。

「做法」：

1.将猪里脊洗净，切片；
2.锅内放入适量清水和姜丝、大枣，煮沸数次；
3.放入猪里脊块煮熟；
4.将鸡蛋打在碗内，均匀打散，倒入锅中，待开锅后加盐调味即可。

▶ 木耳炒鸡肝

「材料」：

鸡肝150克，黑木耳80克，姜丝、黄酒、盐、味精、植物油各适量。

「做法」：

1.将黑木耳用温水泡发，洗净，切成丝；洗净鸡肝，切片。
2.旺火起锅下油，爆香姜丝，再放鸡肝片炒匀，最后放黑木耳丝、黄酒和盐，翻炒5分钟。
3.加少许水，盖上锅盖，稍焖片刻，加入味精调匀即可。

动脉硬化

血管会随着年龄增加而逐渐老化，超过20岁就会开始出现动脉硬化。刚开始并没有任何明显症状，而是以经年累月的方式逐步硬化。因此，日常饮食中我们应适量摄入不饱和脂肪酸、膳食纤维来对其进行有效预防。

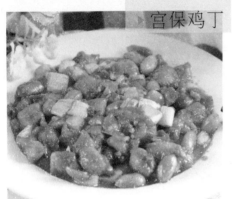

宫保鸡丁

「材料」：

鸡脯肉300克，花生50克，盐、酱油、湿淀粉、白糖、醋、味精、高汤、花椒、干红辣椒、料酒、姜、蒜、葱、植物油各适量。

「做法」：

1.鸡丁加盐、酱油、湿淀粉拌匀；花生炒熟；辣椒切段。

2.白糖、醋、酱油、味精、高汤、湿淀粉制成芡汁。

3.将辣椒炒至棕红，加鸡丁，再加料酒、姜、蒜、葱、花椒炒香。

4.倒芡汁，加花生炒匀即可。

凤虾酿鸡翅

「材料」：

鸡中翅10个，虾10只，盐、味精、料酒、糖、胡椒粉、辣椒酱、熟芝麻、油各适量。

「做法」：

1.将鸡翅洗净，剔骨，放适量盐、料酒和糖腌30分钟；虾处理干净，剔去虾头，焯水捞出。

2.将烧好的虾酿入鸡翅中。

3.将适量油倒入锅中，烧热后放酿好的鸡翅稍煎，接着放入辣椒酱和适量水，撒胡椒粉、味精，小火焖煮至汤汁变浓，装盘，撒熟芝麻即可。

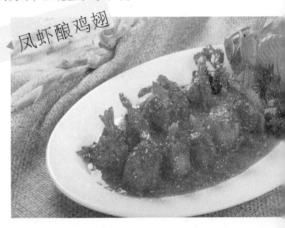

马肉米粉

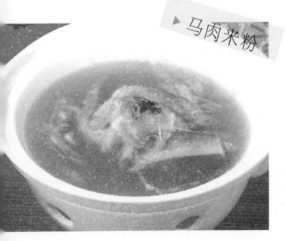

「材料」：

酱马肉、马骨汤、米粉、葱花、花生油、辣椒酱、蒜末各适量。

「做法」：

1.将马骨汤烧沸，将绕成小团的米粉放在笊篱内，放进煮沸的马骨汤内焯一焯后拿出。

2.取一碗，里面放进适量的马骨汤，然后将余烫好的米粉放进碗中。

3.将酱马肉切成片，摆进碗中。

4.在米粉表面撒上葱花，淋上花生油，放少许辣椒酱和蒜末即可。

骨疏质松

骨骼每天会反复执行形成与吸收的工作。负责形成骨骼的是骨芽细胞，负责吸收的是破骨细胞。随着年龄的增加，骨芽细胞功能会减弱，让骨质密度松弛易碎。为防止骨质疏松，应多摄入钙、镁、维生素 D 等营养素。

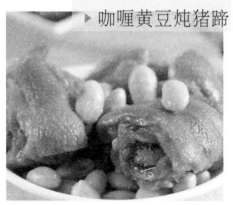

▶ 咖喱黄豆炖猪蹄

「材料」：

猪蹄1个，泡发黄豆1碗，咖喱、盐、鸡精各适量。

「做法」：

1.猪蹄剁块洗净。

2.砂锅中倒适量清水，放入猪蹄，煮开，撇去浮沫。

3.加入黄豆和姜片，炖1小时。

4.用筷子戳一下猪蹄，若能戳破皮肉则表示熟烂。

5.加入咖喱、盐，加盖炖10分钟，大火煮至汤汁浓稠。

6.最后调入少许鸡精即可。

「材料」：

牛奶1杯半，鸡蛋2个，花生酱1/3杯，白糖、植物油各适量。

「做法」：

1.将牛奶与花生酱混合，搅拌均匀；将鸡蛋打入碗中，打散搅匀。

2.将适量白糖和打散的鸡蛋液倒入牛奶花生酱中，搅拌均匀。

3.在小蒸杯内层涂一层油，倒入牛奶蛋液花生酱。

4.将小蒸杯放入锅中，蒸20分钟即成。

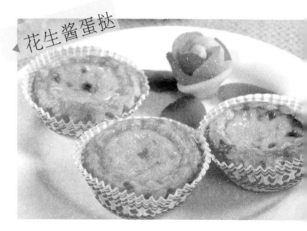

▶ 花生酱蛋挞

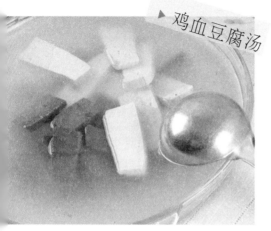

▶ 鸡血豆腐汤

「材料」：

鸡血150克，嫩豆腐250克，葱、香油、酱油、味精各适量。

「做法」：

1.将鸡血蒸熟，放凉，切成丁，用清水漂洗净；嫩豆腐同样切成丁，放入开水锅中稍滚，捞出沥干；将葱洗净，切成葱花。

2.锅置火上，加水烧开，倒入鸡血、豆腐。

3.等到豆腐漂起，加入葱花、酱油，再次烧开时放入味精、香油，拌匀即成。

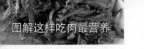

冰冷症

所谓冰冷症并不是单纯指身体寒冷，而是以腰部以下或手脚畏寒为主要特征，以青春期和更年期女性居多。本症与激素或自律神经失调有关，脾胃虚弱和贫血者也会出现此症。要增强体力就要积极摄取蛋白质以及促使糖转化为能量的 B 族维生素。

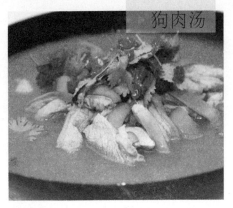

狗肉汤

「材料」：

狗肉1500g，香菜200g，干红椒、盐、蒜末、酱油、味精、醋、桂皮、芝麻油、葱、姜、植物油各适量。

「做法」：

1.狗肉煮过，与葱、姜、桂皮、干红椒和清水放砂锅内煮至五成熟，捞出切块。

2.狗肉炒出香味，加酱油、盐和原汤，烧开倒入砂锅，小火煨至酥烂，盛盘。

3.狗肉原汤烧开，放味精、蒜、芝麻油和醋，浇在狗肉上，放香菜即成。

「材料」：

羊肉300克，尖椒若干个，醋、盐、料酒、葱、鸡精、姜、蒜、酱油、白糖、胡椒粉等各适量。

「做法」：

1.羊肉洗净切丝，放盐、鸡精、料酒、醋等腌制。

2.葱、蒜、姜洗净切碎。

3.油锅烧热，下入葱姜蒜爆香，然后放入羊肉大火翻炒数下，放入辣椒、酱油、白糖、胡椒粉、料酒炒匀，菜熟即可熄火。

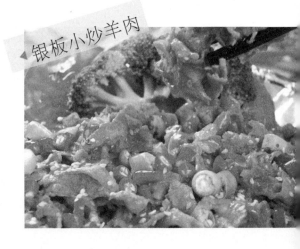

▶ 银板小炒羊肉

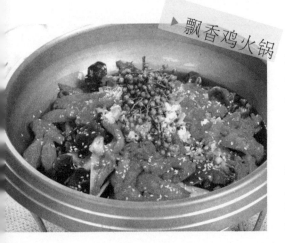

▶ 飘香鸡火锅

「材料」：

鸡肉500克，红椒3个，青椒1个，青笋、水发木耳各20克，姜、葱、蒜、八角、小茴香、白汤、鸡精、料酒、胡椒粉、油各适量。

「做法」：

1.青椒、红椒切圈；青笋切条；鸡肉切丁，汆烫。

2.锅下油加热，放木耳、青笋、姜、蒜、葱、八角、小茴香和鸡肉，炒香后加白汤，放鸡精、料酒、胡椒粉、红椒，烧沸后撇除浮沫，倒入火锅盆，撒上青椒。

食不欲振

食欲不振是指进食的欲望降低。常见于脾胃虚弱的小孩和老人、工作压力较大的白领，可由肠胃疾病等身体原因引起。精神紧张、运动过量、抑郁等因素也是最常见的诱因。具有香味、辣味、酸味的食物，可刺激胃液分泌，增进食欲。

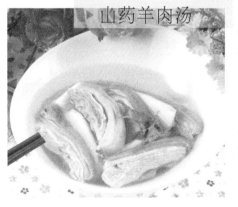

▶山药羊肉汤

「材料」：

羊肉300克，山药200克，蒜苗若干棵，盐、鸡精、酱油、葱、姜、料酒、枸杞子各适量。

「做法」：

1.山药去皮洗净，切块；蒜苗择洗干净，切段；羊肉洗净，切块；枸杞子泡发洗净；葱、姜洗净切丝。

2.炖锅烧开，加入调料和羊肉大火烧开，加入山药，改小火炖1个小时，放入蒜苗继续炖几分钟即可。

「材料」：

鸭1只，青椒2个，盐、鸡精、料酒、香油、姜、米酒、植物油各适量。

「做法」：

1.青椒切段；鸭子处理干净，焯水沥干。

2.锅倒入油烧热，放姜爆香，放鸭肉煎炸至金黄色，舀出多余油，倒料酒、盐、米酒、鸡精及少许清水烧开，改小火炖煮至鸭肉入味。

3.将鸭肉取出，剔去骨头，撕成细丝。

4.将青椒和肉丝放入盘中，淋入适量的香油即可。

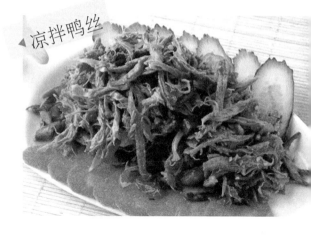

◀凉拌鸭丝

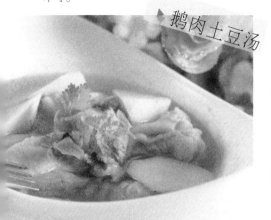

▶鹅肉土豆汤

「材料」：

鹅肉500克，土豆200克，红枣50克，枸杞50克，姜片、葱段、香油、盐、胡椒粉、味精、料酒各适量。

「做法」：

1.鹅肉切块，土豆去皮切块。

2.锅中加水煮沸，倒入鹅块汆烫，捞起沥干。

3.锅中烧清水，放姜片、红枣、枸杞和鹅块，加盐、胡椒粉、味精、料酒，大火炖烂后放土豆，小火炖半小时，放香油、葱段即可。

眼疲睛劳

长时间注视屏幕、用眼过度会引起眼睛的疲劳疼痛。建议学生、电脑族等经常使用眼睛的人，每天合理摄取一定量的维生素A，除猪肝外，其他动物肝脏、鱼类、海产品、奶油和鸡蛋等动物性食物都富含维生素A，可搭配蔬果食用。

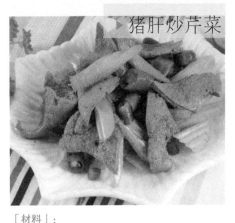

猪肝炒芹菜

「材料」：

芹菜100克，猪肝200克，姜、沙拉油、精盐、料酒、味精各适量。

「做法」：

1.芹菜洗净，切成3厘米长的段；姜切丝。

2.猪肝洗净，切成薄片，用精盐腌制片刻。

3.开火，在锅中倒入油，放入姜丝，煸炒出香味，然后放入猪肝。待猪肝变色后放入芹菜。

4.向锅中加精盐、料酒、味精，翻炒至芹菜断生，即可装盘。

羊肝萝卜粥

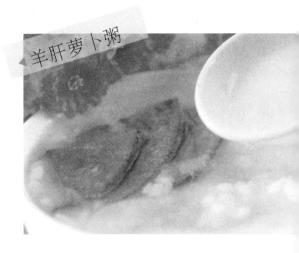

「材料」：

羊肝150克，胡萝卜100克，大米100克，蒜蓉、色拉油、葱花、盐、味精各适量。

「做法」：

1.羊肝和胡萝卜切丁，把肝片用绍酒、姜汁腌10分钟。

2.蒜蓉热油爆香后，向锅中倒入肝片，大火略炒，盛起。

3.将大米用大火20分钟熬成粥，然后加入胡萝卜，焖15~20分钟，再加入肝片，并下入盐、味精和葱花调匀即成。

核桃鸡肝鸭片

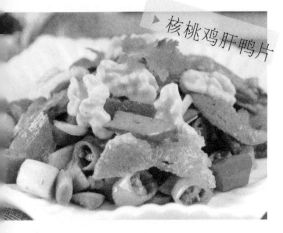

「材料」：

鸡肝50克，鸭肉75克，核桃100克，葱段、姜末、水淀粉、植物油、黄酒各适量。

「做法」：

1.将鸭肉切片，用一半水淀粉拌匀；再将鸡肝片好，用沸水煮至紧熟。

2.烧锅放油，把鸭片、鸡肝放入炸至熟，滤油捞出。

3.将锅放置炉上，将葱、姜、鸭片、鸡肝放锅中，加黄酒，用剩下的水淀粉勾芡，加入核桃炒匀装碟便成。

皮粗肤糙

　　皮肤以四星期为一个周期，剥离老死细胞而产生新细胞。要促进新陈代谢就要摄取蛋白质、维生素 C、维生素 E 等营养。除此之外，富含胶原蛋白的猪蹄、猪皮、牛蹄筋、鸡翅、鸡爪也可增加肌肤弹性，润泽肌肤，改善皮肤粗糙。

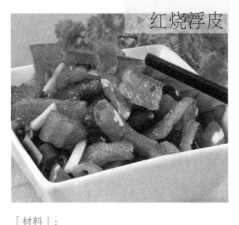

红烧浮皮

「材料」：

猪皮200克，泡发香菇100克，红辣椒若干，盐、鸡精、酱油、白糖、料酒、淀粉、葱段、姜末各适量。

「做法」：

1.猪皮洗净，放凉水里泡透，捞出切块。

2.香菇洗净切块，红辣椒去籽去蒂并洗净切丝，淀粉勾兑成汁。

3.锅放清水烧热，加入猪皮，改小火炖，直至猪皮熟而汤汁入味。

4.油锅烧热，放葱姜爆香，加猪皮翻炒数下，加入煮猪皮的清汤、盐、鸡精、酱油、白糖、料酒、香菇、辣椒丝等翻炒均匀。将出锅时淋入芡汁，收汁后即可装盘。

「材料」：

牛蹄筋300克，猪肉300克，桂圆、鸡骨、香油、盐、鸡精、花椒、姜、葱、八角、酱油、白糖各适量。

「做法」：

1.牛蹄筋入锅泡发；猪肉、牛蹄筋洗净切片，放入沸水中焯熟，捞出待用；姜、葱洗净切碎。

2.用鸡骨、桂圆煲汤，在煲好的汤中加入盐、鸡精、八角、酱油、白糖，煮熟后淋香油，即做成卤汁。

3.将适量的油倒入锅中，烧热，放入花椒、葱、姜爆香，接着放入猪肉、牛蹄筋煸炒一下，倒入卤汁煮开，再改小火煮20分钟，捞出装盘即可。

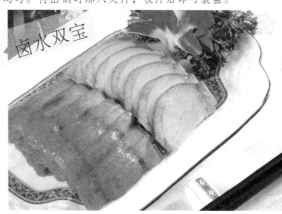

卤水双宝

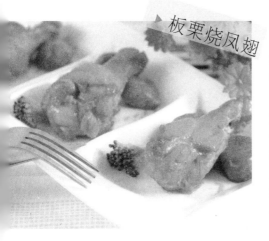

板栗烧凤翅

「材料」：

鸡翅500克，鲜栗子100克，大葱、姜、盐、味精、料酒、冰糖、香油、花生油、高汤各适量。

「做法」：

1.将板栗去皮；鸡翅择洗净，剁成块；将冰糖炒制成糖色。

2.锅内注油烧热，加入板栗，炸至外酥时捞起备用；另留少许油，放入鸡翅、盐、糖色、料酒、葱、姜等材料煸炒；再放入板栗、高汤，煮入味，加味精，淋香油，装盘即成。

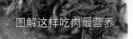

失眠

　　每个人都会出现精神恍惚、情绪不稳定的时候，原因大多来自于压力，严重的话还会出现失眠的症状。富含钙的牛奶可镇定神经，缓和压力；富含维生素C的水果和黄绿色蔬菜可促进人体生成所需的营养素，缓解失眠。

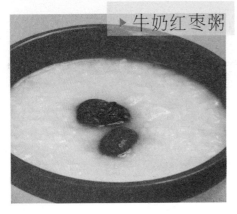

▶牛奶红枣粥

「材料」：

红枣20颗、白米100克、鲜牛奶150克、砂糖适量。

「做法」：

1.淘洗白米，洗净红枣，在凉水中泡1小时。

2.起锅加水同煮红枣和白米，先用大火煮沸，再改用小火续熬1个小时左右。

3.鲜牛奶另起锅加热，煮沸即缓缓调入已煮好的红枣白米粥里，加入砂糖，再次煮沸后适当搅拌，即可熄火。

◀莲子百合煲肉

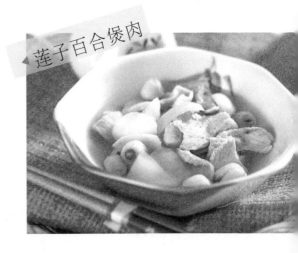

「材料」：

猪里脊250克、莲子30克、百合30克

「做法」：

1.猪里脊洗净，切片；将莲子去心；百合洗净。

2.将莲子、百合、瘦猪肉放入锅中，加适量水，置文火上煲熟，调味后即可食用。

▶驴肉蒸饺

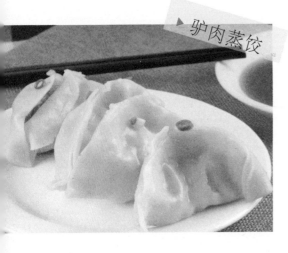

「材料」：

驴肉500克、面粉500克，芹菜200克，葱、植物油、麻油、盐各适量。

「做法」：

1.向装面的盆中加盐，边加开水边搅拌，然后揉成面团，醒30分钟。

2.将驴肉洗净切成肉馅；芹菜、葱分别洗净，切碎。

3.将驴肉、芹菜、葱放一大碗中，加适量的麻油和植物油搅拌，即蒸饺肉馅。

4.将面团揉成剂子，擀面饼，包饺子。

5.将驴肉饺蒸15分钟即可。

便
秘

便秘多是由于肠壁肌肉收缩减缓、过度紧张造成的，要改善这类便秘就要促进肠的蠕动，积极摄取水分和膳食纤维。此外，富含乳酸菌的酸奶具有整肠作用，猪血、鸡血、鸭血等动物血有清肠排毒功效，同样可改善便秘。

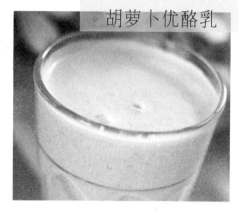

胡萝卜优酪乳

「材料」：

胡萝卜200克、酸奶120克、柠檬30克、冰糖10克。

「做法」：

1.将胡萝卜洗干净，削皮，切成大小合适的块。
2.柠檬切成小片。
3.将所有的材料倒入果汁机内搅拌2分钟即可。

「材料」：

酸菜100克，猪血200克，姜片、葱花各少许，盐适量

「做法」：

1.将酸菜洗净，切成丝，猪血洗净，切成厚片。
2.在汤锅内加水适量，将酸菜、猪血和姜片、葱花都放入锅内，用大火煮开。
3.加适量盐调味即可。

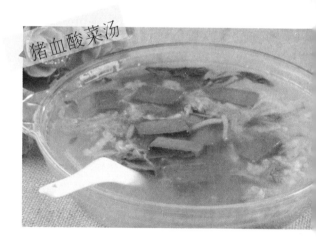

猪血酸菜汤

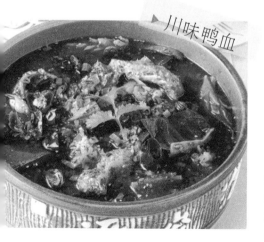

川味鸭血

「材料」：

鸭血400克，黑木耳、鸭肠、毛肚各适量，小葱、盐、鸡精、花椒、八角、胡椒粉、火锅底料、红椒各适量。

「做法」：

1.鸭血切丁，焯熟；木耳泡发切片；毛肚切片；鸭肠焯熟。
2.锅中放油烧热，放红椒炸至红色，下花椒爆香，制成辣椒油。
3.砂锅倒水和火锅底料烧开，加所有材料共煮。煮至八分熟时倒入辣椒油，搅匀即可。